AF464217

ÉTUDE

SUR LES

ALIÉNÉS PERSÉCUTEURS

PAR

LE Dr P. POTTIER
Ex-interne des asiles de la Seine,
Médecin à la Maison de santé de Vanves.

PARIS
ASSELIN ET HOUZEAU, ÉDITEURS
LIBRAIRES DE LA FACULTÉ DE MÉDECINE
Place de l'École-de-Médecine

1886

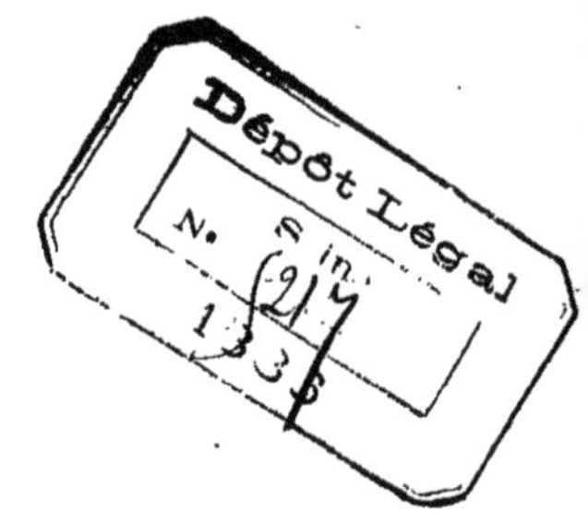

ÉTUDE

SUR LES

ALIÉNÉS PERSÉCUTEURS

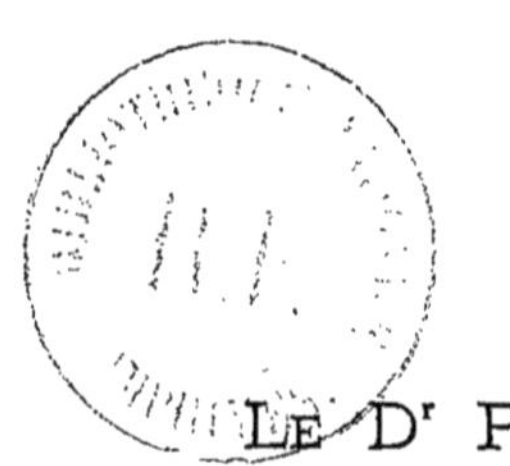

PAR

LE Dr P. POTTIER

Ex-interne des asiles de la Seine,
Médecin à la Maison de santé de Vanves.

PARIS
ASSELIN ET HOUZEAU, ÉDITEURS
LIBRAIRES DE LA FACULTÉ DE MÉDECINE
Place de l'École-de-Médecine

1886

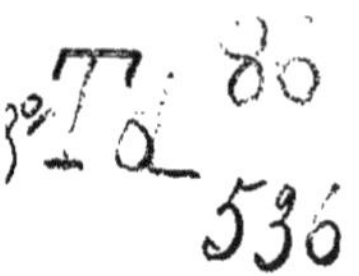

A MON CHER MAITRE

M. LE DOCTEUR Jules FALRET

Médecin de la Salpêtrière,
Médecin-Directeur de la Maison de santé de Vanves,
Chevalier de la Légion d'honneur.

Hommage reconnaissant.

ÉTUDE

SUR

LES ALIÉNÉS PERSÉCUTEURS

PRÉAMBULE

La science des maladies mentales fait tous les jours de nouveaux progrès. Les travaux de nos devanciers ont ouvert la voie. Nous devons tenir grand compte de ce qui a été fait par eux; mais il ne faut pas s'immobiliser dans les doctrines des maîtres qui dominent encore aujourd'hui la médecine mentale, Pinel et Esquirol.

Pour ces auteurs, qui ont imprimé une si puissante impulsion à l'étude des maladies mentales, la mélancolie, ou lypémanie, constituait un vaste groupe de vésanies caractérisées par la tristesse, la crainte et la défiance. Les états psychiques les plus variés se trouvaient ainsi compris dans ce genre beaucoup trop étendu de maladies mentales.

Peu à peu, par l'effet naturel des progrès de la science, des catégories spéciales ont été établies dans ce groupe beaucoup trop vaste des mélancoliques. On a commencé par en détacher, comme variété distincte, la stupidité, ou mélancolie avec stupeur, sur laquelle M. Baillarger a fait, en 1843, un mémoire remarquable, qui est devenu le point de départ de travaux ultérieurs très intéressants en France et à l'étranger.

Depuis lors, certains états mélancoliques ont été également étudiés séparément et rattachés à des formes morbides diverses : la mélancolie alcoolique a été envisagée à part, de même que la mélancolie liée à la paralysie générale et la mélancolie avec conscience ou mélancolie sans délire. Mais, au milieu de toutes ces tentatives de classifications nouvelles et de subdivisions à établir parmi les mélancoliques de Pinel et d'Esquirol, aucune variété n'a été mieux distinguée et mieux séparée que le *délire de persécution*, variété réellement distincte et spéciale, qui a aujourd'hui conquis définitivement son droit de cité dans la science.

Cette variété, ou cette espèce morbide, mérite certainement une description particulière, par l'ensemble de ses symptômes physiques et moraux et par sa marche. Le professeur Lasègue, le premier, dans un travail publié en 1852 dans les *Archives de médecine*, a détaché, d'une manière tout à fait distincte, la description du délire de persécution des autres variétés de la mélancolie. Ce travail, très bref dans sa forme, est en réalité plein d'idées, et contient en germes la plupart des faits concernant ce genre de délire, développés plus tard par les auteurs qui lui ont succédé.

A partir de cette époque, tous les travaux entrepris sur ce sujet en France et à l'étranger, ont tendu à développer les mêmes idées et à séparer de plus en plus le délire de persécution de tous les autres groupes de mélancoliques. Ce travail lent et successif s'est fait en quelque sorte à l'état latent dans tous les esprits, et aujourd'hui, on reconnaît généralement le délire de persécution comme une espèce morbide spéciale. M. Legrand du Saulle, en 1871, a publié une monographie sur ce sujet, et d'autres en France et à l'étranger sont entrés dans la même voie.

Le professeur Lasègue, après avoir jeté les bases de cette description, a lui-même progressé dans cette direction. Par ses leçons théoriques et cliniques, ainsi que par ses rapports nombreux de médecine légale, qui malheureusement n'ont pas été publiés, il a, dans le cours de sa carrière scientifique, fait faire un nouveau pas à l'histoire de cette maladie. Il a établi cliniquement ce fait important que les aliénés persécutés devaient être subdivisés en deux catégories, au point de vue de leurs actes : les persécutés passifs, et les persécutés actifs ; ceux qui subissent passivement toutes les tortures physiques et morales auxquelles ils se croient soumis, et ceux au contraire qui réagissent contre ces tortures, cherchent par tous les moyens à se venger des auteurs supposés de leurs maux imaginaires, et de *persécutés* deviennent *persécuteurs*.

Cette distinction, importante au point de vue théorique comme au point de vue pratique, est aujourd'hui généralement admise ; mais on se borne ordinairement à cette désignation vague et générale. Un pas nouveau reste encore à faire, pour déduire les conséquences pratiques de cette donnée purement théorique, et pour faire une description vraiment clinique de ces deux variétés distinctes de persécutés.

M. le Dr J. Falret, dans ses discours à la Société psychologique, et dans ses cours à la Salpêtrière a jeté les bases de cette distinction, en faisant la description parallèle des deux ordres de persécutés, et en montrant qu'ils différaient essentiellement par leurs symptômes et par la marche de leur maladie. C'est ce que nous allons essayer de faire dans ce travail entrepris sous l'inspiration de notre savant maître.

Notre but est de démontrer qu'il existe réellement deux espèces de persécuteurs devant être décrits séparément; les uns se rattachant plus particulièrement à la mélancolie ou à la monomanie des auteurs, et les autres appartenant plus spécialement aux folies raisonnantes ou héréditaires; les uns suivant une évolution morbide déterminée et passant par des périodes successives susceptibles de description, les autres conservant, pendant presque toute leur vie, les mêmes caractères morbides, avec de simples différences de degré selon les moments; les uns éprouvant des hallucinations nombreuses de l'ouïe et de la sensibilité générale, les autres, au contraire, ne présentant jamais, à aucune époque de leur existence, ce symptôme si important de maladie mentale.

L'étude clinique de ces deux variétés du délire de persécution va faire l'objet de ce travail. Il se trouvera ainsi naturellement divisé en deux parties principales.

Dans la première, nous ferons la description rapide

du délire de persécution classique avec ses périodes successives, tel qu'il est reconnu aujourd'hui, et comme l'ont établi, dans ces derniers temps, les leçons de M. J. Falret, à l'Ecole pratique et à la Salpêtrière, et celles de M. le professeur Ball, à la clinique de l'Asile Sainte-Anne. Nous insisterons plus particulièrement sur les périodes de début de cette affection et sur la variété des malades qui ont personnifié leur délire.

Dans la seconde partie, qui sera la plus originale de notre travail, nous chercherons à établir les caractères multiples, physiques et moraux, qui distinguent les persécuteurs raisonnants et permettent d'en faire une catégorie spéciale.

C'est ainsi que, partant de la mélancolie d'Esquirol, comme nous le faisons au commencement de ce préambule, et passant par le délire de persécution essentiel, notre description se resserrera de plus en plus, pour arriver à l'espèce particulière des aliénés persécuteurs vrais, et aux différentes variétés de ce groupe.

Nous consacrerons un chapitre spécial à l'étude des moyens de diagnostic de ces formes de maladies mentales, en raison de l'importance pratique qui en découle en médecine légale. C'est là, en effet, un des côtés que nous aurons encore à faire ressortir dans ce mémoire, bien que la forme et le cadre de cette étude nous imposent des limites modestes et forcément restreintes.

PREMIÈRE PARTIE

I

Description clinique du délire de persécution classique. Son évolution.

Les individus destinés à devenir des aliénés persécutés commencent ordinairement, dès l'enfance, à présenter des dispositions de caractère spéciales. Ils sont sauvages, enclins à rechercher l'isolement et la solitude, sombres et taciturnes, défiants et soupçonneux, vivant à l'écart de leurs camarades, croyant toujours qu'on se moque d'eux, qu'on les tourne en ridicule, et prêts à chercher querelle pour les plus simples prétextes, commençant déjà à interpréter à leur désavantage les faits les plus insignifiants qui se passent autour d'eux.

Dans la plupart des collèges et pensions, où les enfants se trouvent réunis, on en remarque quelques-uns qui se distinguent des autres par leurs allures bizarres, leur manière d'être, leur caractère triste et peu communicatif.

On peut poser en principe, qu'un tiers au moins des individus qui deviendront plus tard persécutés, présentent les premiers linéaments de ce caractère sombre et défiant dès leur enfance, même avant l'époque de la puberté, et d'autres, à partir de cette époque.

Un second mode de début, consiste dans les préoccupations hypochondriaques. Il est admis par presque tous les auteurs, que beaucoup d'aliénés persécutés ont commencé par l'hypochondrie, se transformant peu à peu en délire, par un procédé physique et intellectuel tout à la fois, l'illusion sensorielle faisant naître l'idée délirante.

Pour Morel en particulier, le délire de persécution n'était qu'une transformation de l'hypochondrie, cet auteur ayant élevé à l'état de règle générale ce qui n'est qu'une des formes de début du délire de persécution (1).

Un troisième mode de début a été signalé par Lasègue. Il a attiré, avec raison, l'attention des observateurs sur ce fait assez fréquent, et qui selon lui était constant, à savoir qu'en étudiant soigneusement le point de départ de cette forme de maladie mentale, on découvrait toujours, à l'origine, un *ictus* cérébral caractérisé.

Cet ictus consiste en une sorte de vertige ou d'étourdissement plus ou moins prolongé, dont le malade peut préciser, non seulement l'époque, mais quelquefois même le jour et la date exacte, et à partir duquel

(1) Un grand nombre de persécutés sont hypochondriaques au début de leur maladie ; c'est là la cause de l'erreur de Morel, qui a vu une transformation de névroses, là où il n'y avait qu'une seule maladie en voie d'évolution. (*J. Cotard.* Article Folie. Dictionnaire de Dechambre, t. III, 4e série, p. 301.)

commence presque brusquement l'éclosion des conceptions délirantes.

Quel que soit du reste le mode de début, qu'il soit une simple aggravation lente et successive du caractère primitif, une transformation de l'hypochondrie en délire, ou que l'invasion ait été brusque et rapide, dans tous les cas, l'incubation de la maladie est longue et en quelque sorte latente ou souterraine.

Le délire se développe peu à peu, dans le for intérieur du malade, sans aucune manifestation apparente, et les confidences seules de celui qui l'éprouve peuvent mettre l'observateur sur la trace de la découverte de l'évolution de la maladie. C'est ainsi que cette période d'incubation peut passer inaperçue pendant plusieurs années. Les malades continuent à vivre de la vie commune, à remplir les devoirs de leur profession, sans attirer l'attention générale sur leur état. Ils ont tellement la crainte de se laisser pénétrer et de trahir leurs préoccupations pénibles, qu'ils arrivent souvent à dissimuler le travail très complexe qui s'opère en eux, à cette période initiale. Cependant, même alors, l'état mental de ces malades ne peut échapper à un observateur attentif et à ceux qui vivent dans leur intimité, tels que leur femme, leurs parents ou leurs amis.

Ils sont devenus tristes et taciturnes, se tiennent volontairement dans la solitude et vivent à l'écart. Pour les motifs les plus futiles, ils ont des antipathies et des haines inexplicables. Ils prennent en aversion les personnes qui les entourent, éclatent parfois en irritation et en colère, à propos de faits insignifiants dont ils font des événements, et, dans ces moments, deviennent subitement expansifs. Ils s'ouvrent à l'un ou à l'autre, se répandent en plaintes et en doléances, et laissent ainsi échapper le secret de leurs préoccupations délirantes habituelles, peu appréciables jusque-là.

Cette longue période d'incubation du délire ne peut être bien étudiée que par ceux qui vivent constamment avec ces aliénés, ou bien, comme cela a lieu habituellement, elle ne peut être reconstituée qu'après coup, d'une manière rétrospective, en interrogeant les malades sur leur passé à une époque beaucoup plus avancée de leur maladie.

M. Falret père a donné à cette première période, prise dans son ensemble, le nom de période *d'interprétation délirante*. C'est là en effet, le côté caractéristique et essentiel de cet état maladif : défiants et soupçonneux à l'occasion de tous les faits qui se passent autour d'eux et de toutes les personnes de leur entourage, ces malades sont sans cesse occupés à interpréter tout ce qu'ils voient, tout ce qu'ils entendent, dans le sens de leurs idées dominantes, et découvrent dans chacun de ces faits une nouvelle preuve à l'appui de leurs craintes, de leurs soupçons, de leurs défiances. Ils se font ainsi le centre de l'univers, rapportent tout à leur personnalité, et s'imaginent que toute chose est faite dans l'intention de leur nuire ou de leur porter préjudice. Tous ceux qui les approchent semblent coalisés pour les injurier, les ridiculiser ou leur faire du tort. Ils commencent en général par incriminer le personnage anonyme ON, sans pouvoir rien préciser.

Lorsque, malgré eux, ils laissent échapper quelques-unes de leurs préoccupations, ils expriment presque toujours la même pensée : « On me regarde ; on se moque de moi ; on m'espionne ; on me suit ; on se fait des signes à mon intention ; on m'injurie ; on veut me faire du mal ; on me fait des misères, des taquineries perpétuelles ; on me nargue... C'est un affreux supplice, un martyre ; je comprends tout à demi mot, on cherche à se cacher, mais je devine tout, je suis plus malin qu'eux, et je saurai me venger, etc. »

C'est dans ces dispositions d'esprit, propres à tous les persécutés sans exception, que se fait lentement, successivement, la *systématisation du délire.* Les uns restent pendant des années à cette période du délire vague et sans précision, qui accuse tout le monde, sans accuser personne en particulier ; les autres, et ce sont les plus nombreux, aboutissent à la systématisation collective, et accusent la police, les sociétés secrètes, les francs-maçons, les jésuites, les sciences occultes, le diable et la sorcellerie, la physique, l'électricité, etc., etc.

Les autres enfin arrivent à personnifier davantage encore leur délire, et au lieu de s'en prendre à des influences générales, occultes ou insaisissables, s'attaquent à des individus en particulier, à telle ou telle personne vivante, avec laquelle ils se sont trouvés en rapport (parent, ami, médecin, prêtre, magistrat, etc.), qu'ils accusent personnellement d'être la cause unique de tous les maux physiques et moraux dont ils se prétendent victimes. De là à poursuivre, à leur tour, de leur haine et de leur vengeance, ces ennemis dont leur délire a fait choix, il n'y a qu'un pas, et c'est ainsi que ces malades, qui personnifient leur délire dans un seul individu, arrivent, comme l'a si bien dit le professeur Lasègue, à devenir *d'aliénés persécutés*, des *aliénés persécuteurs*.

Cette période de systématisation est la vraie période d'état. Elle peut durer très longtemps, pendant des années, avec des alternatives de paroxysmes et de rémissions, ce qui est très important au point de vue médico-légal. Elle est tout entière dominée par le grand fait pathologique des hallucinations, celles de l'ouïe plus particulièrement.

On les observe surtout dans les moments d'exacerbation, où le malade se plaint qu'on l'insulte, qu'on lui parle à travers les murs, ou les plafonds ; tandis qu'aux époques de rémission, le même malade peut se contenir et arriver à dissimuler son délire ou à le nier complètement, ce qui rend parfois très difficile la connaissance de son état.

Cette période, avons-nous dit, peut durer très longtemps. Un certain nombre de malades même y restent immobilisés pendant toute leur vie, et l'évolution de leur maladie s'arrête à ce degré de développement. Mais le plus souvent et peu à peu, on commence à constater chez ces aliénés une extension du délire qui porte surtout sur les phénomènes de la sensibilité générale. Ces malades ne se bornent plus à dire qu'ils entendent des voix qui les insultent, ils vont plus loin ; on les frappe ; on les martyrise ; on leur tortille les chairs, les intestins ; on leur arrache les testicules ; on leur lance des odeurs, des souffles ; on les pince ; on les pique ; enfin, on leur fait éprouver, à l'extérieur et à l'intérieur du corps, les sensations les plus diverses, plus pénibles que toutes les sensations vraies (1). Ils ont des hallucinations de tous les sens, excepté de la vue. Le persécuté proprement dit ne voit pas ses ennemis imaginaires et ne présente jamais d'hallucinations véritables de la vue. Un autre fait important à signaler à cette époque du « *délire stéréotypé* » (Falret père), ce sont les sensations génitales multiples qu'éprouvent souvent les malades, hommes ou femmes, sensations presque toujours d'une nature désagréable. Cette période, comme la précédente, est

(1) Comme exemple de l'influence des idées subjectives, dans le délire chronique, je citerai le fait d'un de nos pensionnaires, encore présent à la Maison de santé de Vanves. Pendant la guerre de 1870-71, l'établissement se trouva plusieurs fois exposé au feu des combattants ; une nuit, entre autres, les bombes et les obus y tombèrent en grand nombre. Un de ces projectiles pénétra, par le plafond, dans la chambre du malade dont nous parlons, traversa le lit où il était couché et sortit en dessous par le plancher. Le malade ne dût son salut qu'à sa position dans son lit « *en chien de fusil* ». Il ne bougea pas du reste, resta impassible, et ce ne fut que le lendemain matin qu'on s'aperçut du dégât et du danger qu'il avait conru Comme on lui en faisait l'observation, en lui parlant de la frayeur qu'il avait dû éprouver. « Qu'est-ce que cela, dit-il, en comparaison des tortures qu'on m'inflige tous les jours, j'en vois bien d'autres », et il ajoutait : « Du reste, je sais à quoi m'en tenir : votre guerre, vos Prussiens, c'est de la farce ; tout cela est fait contre moi, et c'est vous, M. Falret, qui *manigancez* toutes ces choses là ! »

en général de longue durée et lente à évoluer, et elle présente, comme caractère distinctif, outre les troubles multiples de la sensibilité générale, dont nous venons de parler, la transformation des hallucinations de l'ouïe qui tiennent une si grande place dans le tableau pathologique du délire de persécution, au moment dont nous parlons.

Les hallucinations de l'ouïe, en effet, qui, dans la première et dans la seconde période, avaient un caractère isolé, c'est-à-dire se traduisaient, pour le malade, par des mots brefs, des phrases courtes, se transforment, dans la troisième, et arrivent au monologue, au dialogue, et même à la conversation mentale. Constamment on entend un halluciné se plaindre qu'il n'est plus maître de sa pensée, qu'on lui vole ses idées, qu'on les répète avant même qu'il ne les ait conçues. Ces malades arrivent ainsi au dédoublement de la personnalité ; ils ont en quelque sorte un second *moi* qui s'extériorise, s'empare de leurs idées et les répercute au dehors. C'est une sorte d'*écho* de leur propre pensée.

Ce dédoublement de la personnalité s'affirme de plus en plus, à mesure que le délire devient plus chronique et il n'est pas rare de voir des malades parvenus à ce degré, déclarer qu'ils ne comprennent même plus ce que les voix leur disent, qu'on leur raconte *des bêtises* et même qu'on leur parle une langue étrangère. Ils ont alors franchi la dernière étape de l'évolution hallucinatoire qui caractérise la troisième période du délire de persécution.

Mais ce n'est pas encore là le terme ultime de la maladie. Parmi ces malades, ceux chez lesquels le développement normal du délire continue son cours, vont nous offrir d'autres symptômes qui caractérisent la quatrième et dernière période, dont nous allons indiquer les principaux traits.

Le délire devient de plus en plus complexe; l'intelligence s'affaiblit dans une certaine mesure; le malade emploie des mots qui n'ont de signification que pour lui; il a un vocabulaire spécial; mais, malgré l'abaissement de son niveau intellectuel, il reste encore un délirant partiel; il n'arrive pas à la démence vraie telle que l'avaient décrite Pinel et Esquirol. C'est alors qu'apparaissent les idées de grandeur qui vont imprimer un cachet spécial à cette période, en s'ajoutant aux idées de persécution. L'éclosion de ces nouvelles conceptions délirantes se fait, tantôt lentement et progressivement, tantôt au contraire presque brusquement et d'une manière en quelque sorte spontanée, parfois même dans l'espace d'une nuit. L'orgueil est un point dominant du caractère des persécutés. Cherchant sans cesse la cause des tourments que leur infligent leurs ennemis imaginaires, ils en viennent presque logiquement à s'attribuer une importance extraordinaire; ils croient qu'ils se sont ignorés eux-mêmes, qu'ils sont des personnages dont on redoute l'influence, et arrivent ainsi jusqu'à se créer une généalogie de toutes pièces, à se croire princes, rois ou empereurs, et, au dernier degré de la chronicité, des êtres à part, des émanations de la divinité elle-même!

Malgré ce trouble profond et l'absurdité incontestable de leurs conceptions délirantes, ces malades ne sont pas des déments, dans l'acception complète du mot ; ce sont des aliénés chroniques, dont le délire est très complexe, mais ils peuvent encore appliquer ce qui leur reste d'intelligence aux choses usuelles de la vie, et s'entretenir sur les sujets qui sont en dehors de la sphère de leur délire.

Telles sont, tracées dans leurs grandes lignes, les quatre périodes du délire de persécution, ainsi que les a décrites et distinguées dans ses cours M. le docteur J. Falret.

Revenons maintenant aux aliénés qui ont personnifié leur délire, parmi lesquels se recrutent la plupart des aliénés persécuteurs de la première catégorie, c'est-à-dire ceux qui présentent des hallucinations et dont l'histoire clinique se confond avec celle des persécutés essentiels, par opposition aux persécuteurs raisonnants, non hallucinés, qui ont une histoire à part, dont nous ferons l'objet de la seconde partie de ce travail.

II.

Personnification du délire.

Lasègue a dit que la personnification du délire, qui se produit chez certains persécutés, tenait plutôt au caractère antérieur du malade qu'a la variété de l'espèce morbide. Il est certain que le caractère naturellement violent et impulsif de quelques persécutés joue un rôle qu'il convient de reconnaître dans la nature des actes auxquels ils se livrent. Un homme violent, en effet, est plus disposé qu'un autre à passer à l'action, à conserver des rancunes, à nourrir des projets de vengeance et à les mettre à exécution sur les personnes vis-à-vis desquelles il a des griefs. Mais il serait plus scientifique, à notre avis, de rechercher pratiquement, d'après les observations mêmes, quelles sont les catégories d'aliénés persécutés qui, au lieu de subir passivement, en victimes et en martyrs, les persécutions dont ils se croient l'objet, (ce qui est le cas le plus fréquent), sont au contraire poussés, par leur caractère natif ou par leur maladie, à commettre des actes violents et en particulier des homicides. Car, comme l'a dit avec raison Regis, les persécutés vésaniques tuent, et les persécutés alcooliques se tuent; le suicide est rare dans le délire de persécution essentiel.

Quoi qu'il en soit, tous les auteurs reconnaissent que

certains persécutés personnifient leur délire, et, par cela même, deviennent souvent très dangereux. Ils méritent donc une description spéciale, non seulement au point de vue de la vérité clinique, mais encore au point de vue de la séquestration et de la médecine légale.

Lasègue a donné, à cet égard, quelques indications précieuses : la première, c'est que le plus souvent cette personnification du délire tient à une circonstance accidentelle et est basée sur un fait vrai, qui a motivé chez le malade son inimitié pour une personne déterminée. Or, second fait également signalé par Lasègue, une fois ce point de départ établi, le malade ne l'abandonne jamais, et il s'impose pendant toute la vie, alors même que beaucoup d'autres faits plus importants viendraient s'y ajouter plus tard et motiveraient beaucoup mieux de sa part des sentiments de haine, de rancune et de vengeance. Enfin, une troisième remarque également faite par Lasègue, c'est que les faits, qui donnent naissance à la personnification du délire, ne sont jamais des faits récents, mais remontent déjà à une date ancienne, que le malade retrouve dans sa mémoire, par suite d'un travail rétrospectif qui est le résultat d'une rumination lente et successive.

Une fois que, par suite de cette lente élaboration du délire, le persécuté est arrivé à le personnifier nettement sur un individu déterminé, cette systématisation se prolonge pendant toute la vie, avec de simples degrés divers d'intensité, selon les périodes de calme ou de paroxysmes. Elle ne disparaît presque jamais, et on la retrouve encore même à la période de chronicité avancée où apparaît le délire de grandeur (1).

(1) Très exceptionnellement, certains malades échappent à la règle que nous venons d'énoncer, et, après avoir pendant longtemps personnifié leur délire sur un même individu, arrivent à en changer ou à en étendre l'objet sur une ou plusieurs personnes, et cela, brusquement, quelquefois, à une date déterminée.

En voici un exemple actuel, aussi rare que curieux : C'est celui d'une malade présentement dans le service de M. J. Falret, à la Salpêtrière, qui, après avoir pendant plusieurs années personnifié son délire sur un prêtre de Reims, qu'elle accusait continuellement, en a tout à coup reporté l'objet sur d'autres personnes, qui n'étaient pas encore intervenues dans ses préoccupations délirantes.

Mais laissons parler la malade elle-même dans une lettre qu'elle adresse à son frère, le 9 juillet 1886.

Lettre de Mlle F..., à son frère.

9 juillet 1886.

« Délivrée depuis le 28 mars 1886 de la persécution de M. Ch. Pechenard, que je n'ai jamais entendu une seule fois depuis cette époque.

A mon grand étonnement, le même jour et toujours depuis, je subis un autre genre de persécution pareille, pire même et en rien semblable aux moyens dont M. Pechenard faisait un savant usage. Il m'est difficile de me faire comprendre parce que ceux qui sont assez sots pour vouloir succéder au *maître Tyran*, n'ont pas fait leur apprentissage avec lui ; ils n'y connaissent rien. Je t'écris seulement pour me moquer d'eux ; ils s'adressent à une *savante martyre.*

Je connais beaucoup trop tous les effets de la science dont ils font un si intéressant usage... et ils sont bien loin de se douter où les conduit le chemin dans lequel ils sont engagés... Si tu faisais lire cette lettre au docteur *intelligent* que maman avait tant de peine à trouver le 30 avril 1884 et qui s'est mis si bien en défaut en me faisant enfermer, peut-être que tu pourrais avoir affaire à un monsieur que je nomme de mon côté Bernard Palissy (ou pâle ici), brûlant ses meubles pour chauffer son four.... »

C'est à partir du moment de la personnification du délire qu'il faut étudier en détails la manière d'être et d'agir de ces malades, que l'on peut surtout décrire par opposition aux *persécutés passifs*.

Ces derniers, en effet, peu actifs, recherchent la solitude et l'isolement et vivent à l'écart comme la plupart des persécutés en liberté. On les voit se condamner pendant de longues années à une retraite volontaire au milieu du monde, loin de leurs parents et de leurs amis, renfermés dans leur appartement ou dans une chambre d'hôtel, dont ils barricadent les portes et les fenêtres avec des serrures et des chaînes, des barres de fer ou des meubles. Ils vivent dans la malpropreté et le dénûment, se privant de tout, même avec des ressources suffisantes, faisant leur cuisine et leur ménage, pour ne pas être inquiétés par les serviteurs ou par les voisins. Ils ne sortent souvent que le matin de très bonne heure, ou le soir à la tombée de la nuit, pour ne pas être aperçus, et achètent eux-mêmes leurs aliments et tout ce dont ils ont besoin, sans avoir recours à aucun intermédiaire. Ils changent souvent de fournisseurs, pour ne pas être dénoncés ou trahis, ou vont manger dans des hôtels ou des restaurants différents, quand ils ne préparent pas leur nourriture eux-mêmes. Ils changent aussi souvent de domestiques, quand ils en ont, de logement, d'hôtel ou de quartier, dans le but d'échapper à leurs persécuteurs imaginaires, ou même entreprennent des voyages lointains et vont à l'étranger, comme l'a très bien signalé le docteur Foville, dans un travail récent, sur les aliénés migrateurs (Annales médico-psychologiques).

Ce mode d'existence des aliénés en liberté leur permet souvent de séjourner, pendant des années entières, dans leur propre domicile, ou même dans les hôtels, surtout dans les grandes villes comme Paris, sans être dénoncés par les voisins ou les concierges, sans être inquiétés par la police st sans être internés dans les asiles d'aliénés.

Ils vivent ainsi, le plus souvent sans contrôle, jusqu'au jour, néfaste pour eux, où ils ont la malheureuse pensée, si fréquente chez ces persécutés passifs, qui n'ont pas l'idée de se faire justice eux-mêmes, d'aller se dénoncer à la police ou aux diverses autorités, pour se faire protéger contre leurs ennemis imaginaires, ce qui les fait interner dans les asiles spéciaux, où ils passent alors le reste de leur existence.

Les *persécutés actifs*, au contraire, ne peuvent supporter la solitude et la vie cloîtrée dans leur domicile; ils ont une activité de corps et d'esprit incessante, et, au lieu de subir passivement les tortures auxquelles ils se croient soumis, ils éprouvent le besoin impérieux de lutter contre le monde entier, pour les faire cesser et s'en débarrasser à tout jamais. Ils ont confiance en eux-mêmes et en eux seuls; ils ne s'adressent pas aux autorités, ni à la justice ; ils se font redresseurs de torts et poursuivent avec ardeur le but de leurs revendications. Ils sont animés par des sentiments violents de haine et de vengeance, et leurs actes sont en rapport avec ces sentiments qui les dominent. Ils écrivent des lettres injurieuses et menaçantes à la personne qui est devenue l'objet de leur délire ; ils cherchent à la rencontrer dans la rue ou dans les lieux publics, pour l'insulter ou la provoquer au besoin. Ils viennent incessamment la tourmenter à son domicile, à la sortie ou à l'entrée de sa maison, quand ils ne peuvent pénétrer à l'intérieur ; ils se promènent, pendant des heures entières, devant sa porte ou sous ses fenêtres, pour épier le moment où ils pourront la saisir au passage, afin de lui demander raison de tous les griefs qu'ils lui reprochent, ou même pour se porter envers elle à des voies de fait, la frapper, la blesser ou l'atteindre avec des armes meurtrières.

C'est une véritable calamité d'avoir un aliéné de cette espèce acharné à sa poursuite, et c'est là un cas qui se présente assez fréquemment pour des médecins, des prêtres, des magistrats, des fonctionnaires ou des représentants de l'autorité.

On n'a pas de recours contre ces persécuteurs, et ce n'est que par la séquestration dans un asile qu'il est possible de s'en débarrasser. Encore n'a-t-on pas toujours ce moyen à sa disposition, en raison des difficultés qu'il y a souvent à convaincre les magistrats de l'état de folie réelle de ces malades. Ce moyen, du reste, n'est pas toujours lui-même d'un effet durable, soit que le malade, dissimulé et plein de ressources, s'évade de l'asile où il a été interné, soit qu'il obtienne sa mise en liberté de la part des magistrats, parfois même des médecins dont l'opinion n'est pas suffisamment éclairée.

Le professeur Lasègue a été poursuivi pendant longtemps par un persécuteur de ce genre, qui le désignait sous le nom de « chef des aliénistes aliénisants », appréhendé par lui un jour à la sortie de l'hôpital et victime de ses brutalités. Ce malade, interné d'abord à Ville-Evrard, a été remis en liberté par décision de la Chambre du Conseil du tribunal de la Seine, puis réintégré plus tard sur un rapport des docteurs Blanche et Mottet (*Annales médico-psychologiques*).

Les annales de la médecine légale de tous les pays contiennent des faits nombreux de cette catégorie. On y trouve les observations d'un grand nombre de malades de ce genre ayant persécuté pendant des années la même personne, par tous les moyens en leur pouvoir, ayant fait des procès en dommages et intérêts — qu'ils ont parfois gagnés — ayant commis des sévices graves, allant quelquefois jusqu'à l'homicide. Le docteur Gérard Marchand, de l'asile de Toulouse, est mort, il y a quelques années, frappé par un de ses malades qui a été depuis interné à Charenton et de nouveau remis en liberté.

Cette variété de délire de persécution, comme toutes les autres, est essentiellement remittente. Elle présente des paroxysmes très intenses, pendant lesquels sont accomplis des actes violents longuement prémédités, et des périodes de remission, pendant lesquelles ces malades sont souvent remis en liberté comme guéris. Leur délire cependant n'est qu'atténué; ils conservent toujours leur fond de haine contre les personnes qu'ils ont accusées, et ces sentiments les poussent de nouveau à l'action, dans une nouvelle période paroxystique. Chose remarquable, les rémissions se produisent souvent après l'acte violent accompli. Le malade, satisfait d'avoir réalisé sa vengeance longtemps désirée, éprouve comme une détente subite dans son état mental et nerveux, ainsi que cela a lieu fréquemment chez les épileptiques. Ce fait est important à signaler au point de vue médico-légal. Cette période de détente, en effet, peut durer plusieurs mois, et c'est précisément alors que le plus souvent le malade est soumis à l'examen des médecins et des magistrats.

Ce qui différencie surtout ces persécutés persécuteurs de ceux que nous aurons à décrire séparément, c'est leur passé, leur présent et leur avenir, c'est-à-dire l'évolution générale de leur maladie.

Dans le passé, ils ont présenté les différentes phases du délire de persécution essentiel que nous avons décrites. Dans le présent, c'est-à-dire à l'époque où on les observe généralement, ils offrent l'ensemble symptomatique du délire de persécution classique, et en particulier les hallucinations de l'ouïe et les troubles de la sensibilité générale si caractéristiques de cette forme de maladie mentale. Enfin, dans la suite, leur affection suit l'évolution ordinaire chez les aliénés atteints du délire de persécution. Elle prend peu à peu les caractères de la chronicité, au point de vue de la complexité de plus en plus grande du délire et des hallucinations de l'ouïe, transformées en conversation mentale, en monologues, en dialogues, en écho, en répercussion de la pensée, pour arriver ensuite au dédoublement de la personnalité et au délire des grandeurs, qui s'ajoute souvent à tous les phénomènes précédents. Les persécutés persécuteurs, au contraire, dont nous allons parler tout à l'heure, n'ont pas passé par les mêmes périodes antérieures et n'arrivent pas non plus aux périodes ultérieures; leur évolution morbide est toute différente; c'est ce que nous allons essayer de démontrer dans la seconde partie de notre travail.

DEUXIÈME PARTIE

Histoire clinique des persécuteurs raisonnants. —Variétés.

Le professeur Lasègue qui, le premier, a appelé l'attention sur les persécutés persécuteurs, a considéré ces malades comme une simple variété du délire de persécution, dont il avait fait la description dans son mémoire de 1852, sans aucune allusion à cette catégorie spéciale. C'est surtout à l'occasion des trois causes célèbres de Sandon, Verger et Teulat, que son attention a été attirée sur cet ordre de faits. Sa situation de médecin du Dépôt de la Préfecture et son rôle d'expert près les tribunaux lui fournirent de fréquentes occasions d'observer des cas de ce genre, qui ne se rencontrent que rarement dans les asiles d'aliénés et échappent le plus souvent à un examen suivi et suffisamment prolongé, de la part des médecins, dans la pratique civile. En outre, les observations très rares, publiées jusqu'à ce jour, se trouvent dispersées dans les journaux spéciaux, français et étrangers, d'où la difficulté, dans l'état actuel de la science, de décrire scientifiquement cette catégorie spéciale de malades.

C'est sous les noms variés de folie morale, folie raisonnante, folie des actes, manie des procès (folie querulante des Allemands), etc., qu'il faut rechercher dans les auteurs les observations se rattachant à cette forme morbide. En se livrant à cette recherche d'érudition, dans les ouvrages publiés en France, en Allemagne, en Angleterre et ailleurs, de même qu'en faisant appel à l'observation directe des faits cliniques, on arrive à se convaincre que les malades de ce genre, au lieu de se rattacher au délire de persécution classique, tel qu'on l'observe dans les asiles, appartiennent en réalité à une autre espèce morbide, c'est-à-dire à la grande famille encore mal déterminée des héréditaires, des aliénés raisonnants ou des fous lucides. C'est dans cette direction d'idées que nous allons essayer de les décrire dans ce travail, comme variété distincte et spéciale.

En étudiant attentivement ces malades, quand on a l'occasion d'en observer dans les asiles ou au dehors, de même qu'en comparant les diverses observations déjà publiées, on constate que ces aliénés diffèrent essentiellement des persécutés habituels de nos établissements, par l'histoire complète de leur maladie, depuis leur naissance jusqu'à leur mort et par l'ensemble de leurs symptômes physiques et moraux, malgré l'analogie de leur idée délirante prédominante. Ils se croient, il est vrai, victimes d'une persécution et cherchent à se venger de leurs persécuteurs, ou à faire cesser cette persécution par tous les moyens en leur pouvoir, et sous ce rapport, ils ressemblent aux aliénés persécutés, dont nous avons fait la description dans le chapitre précédent; mais, sauf ce point de contact, ils en diffèrent par leur passé, par leur présent et par leur avenir. Ils méritent donc d'en être nettement distingués.

Lorsqu'on est appelé à observer un malade de ce genre et qu'on remonte dans son passé, on n'y retrouve en général aucun des signes distinctifs que nous avons assignés précédemment au délire de persécution essentiel.

Ces malades, au lieu de présenter, dès leur jeune âge, le caractère défiant, soupçonneux, que nous avons décrit tout à l'heure, ou de passer par la phase hypochondriaque qui précède souvent le délire de persécution ordinaire, ont le plus souvent offert, pendant leur enfance, à l'âge de la puberté, et à l'âge adulte, plusieurs des symptômes physiques et moraux attribués aujourd'hui aux aliénés héréditaires : altérations de caractère; inégalité de développement des facultés intellectuelles ; facultés éminentes à côté de lacunes énormes; accidents nerveux ou troubles mentaux passagers à l'époque de la puberté ; existence mouvementée, irrégulière, vagabonde ; perversions des fonctions génitales, etc., etc. — Nous reviendrons plus loin avec détails sur ces différents symptômes.

Ils ont, en un mot, le plus souvent, le passé des aliénés héréditaires et raisonnants, et non celui des persécutés classiques. Lorsqu'on les observe directement, à la période d'état de leur maladie, c'est-à-dire au moment où, à la suite d'un fait public éclatant, ils sont soumis à l'examen des médecins, on est frappé des différences considérables qui existent entre eux et les persécutés que nous observons journellement dans nos asiles.

Les uns et les autres présentent certainement à première vue des apparences analogues; ils causent de toutes choses avec lucidité, et on peut, pendant quelque temps, les prendre pour des gens raisonnables, et méconnaître d'abord leur état maladif. Mais, tandis que chez le persécuté ordinaire, il est facile en général, — excepté dans les périodes de grande dissimulation, — d'arriver à découvrir rapidement un ensemble de symptômes qui permettent d'affirmer sans hésitation l'existence d'une affection mentale bien caractérisée; chez les persécuteurs raisonnants, au contraire, ce diagnostic est souvent bien plus long et plus difficile à établir. Dans quelques cas même, on ne peut arriver à la certitude que par un examen très prolongé, par la connaissance exacte des antécédents et par une sorte d'enquête minutieuse faite sur les divers actes auxquels se sont livrés ces malades, sur la réalité des faits qu'ils affirment, sur la part de vérité ou de mensonge qui existe dans leurs récits vrais ou imaginaires. Comme l'a dit avec raison le docteur Billod: « Dans ces cas difficiles, le médecin, pour se prononcer ne peut pas se contenter de l'examen direct du malade; il est obligé de consulter son dossier, c'est-à-dire de se livrer à une enquête rétrospective qui devra établir l'exactitude ou la fausseté de tous les faits affirmés par le malade. »

A l'aide de tous ces renseignements puisés à une

double source, l'examen prolongé du malade et la connaissance exacte de tous ses antécédents, on peut arriver à reconstituer toute son histoire pathologique et faire alors le tableau complet de la maladie.

Ces aliénés ont ordinairement une intelligence très active, de grandes ressources dans l'esprit, et une véritable facilité d'élocution. Ils parlent beaucoup et avec volubilité, discutent avec une grande variété d'arguments les faits qu'ils allèguent et tous les griefs dont ils se plaignent; ils entrent dans de très grands développements pour exposer ces faits et pour justifier leurs plaintes et leurs accusations contre leurs ennemis et leurs persécuteurs. Ils ont souvent une argumentation très serrée, conforme aux lois de la logique et étonnent leurs interlocuteurs par le luxe de preuves qu'ils semblent apporter à l'appui de toutes leurs affirmations.

Il est d'autant plus difficile d'apprécier leur état mental que, le plus souvent, leur délire repose en grande partie sur des faits vrais, qui ont servi de point de départ à leur systématisation délirante, et auxquels ils se sont bornés à ajouter des compléments imaginaires, qu'on a peine à distinguer des faits réels qui leur ont servi de base.

« Menteurs et de mauvaise foi, ils ont une aptitude particulière à travestir la vérité. Souvent, on constate chez eux, comme trouble fondamental de l'intelligence, une absence complète de fidélité dans la reproduction des idées, qui entraîne comme conséquence la défiguration de tous les faits » (Krafft-Ebing. *Du délire quérulant*).

Il faut beaucoup de temps et de sagacité dans l'observation, pour arriver à séparer le faux du vrai dans les récits prolixes, diffus et souvent très compliqués de ces malades. Presque toujours, en effet, les faits vrais se sont produits à l'époque de l'invasion de la maladie, et ont fourni le terrain sur lequel ont pris naissance et se sont développées les conceptions délirantes du malade, sa haine et ses idées de vengeance contre ses ennemis.

Mais c'est surtout dans les actes que se caractérise cette variété de maladie mentale, et c'est là le point principal à étudier et à décrire dans leur histoire pathologique.

Au lieu de se contenter de ruminer en eux-mêmes, pendant des mois et des années, comme les autres persécutés, les mêmes préoccupations pénibles, ces persécuteurs, très actifs de corps et d'esprit, n'ayant aucun des caractères des mélancoliques, ont un besoin de mouvement incessant et sont toujours disposés à passer de l'idée à l'action.

Ils croient avoir été victimes d'une injustice, d'une insulte, d'un dommage quelconque, et ils éprouvent dès lors un besoin impérieux d'obtenir une réparation, de satisfaire une vengeance, d'obliger à une rétractation, ou mieux de se débarraser de leurs persécuteurs. On leur a fait du tort, d'une manière ou d'une autre ; on a nui à leur considération, à leur fortune, à leur honneur ; on a voulu attenter à leur vie, disent-ils, et dès lors, sans trève ni merci, ils vont chercher la réparation du préjudice qui leur a été fait. Ils font des procès devant les tribunaux, demandent des dommages et intérêts, poursuivent de leurs obsessions et de leurs menaces incessantes les personnes qu'ils accusent de tous ces méfaits, cherchent à faire des actions d'éclat ou du scandale, produisent leurs réclamations par voie d'affiches, afin d'attirer l'attention publique sur leur personne et sur ce qui les intéresse et arriver ainsi à se faire rendre justice; enfin, ils en viennent aux actes violents et aux voies de faits contre les personnes qu'ils incriminent et qui, leur refusant satisfaction, doivent devenir les victimes de leur vengeance. Il faut avoir suivi, pendant plusieurs années, dans leur conduite de chaque jour, les malades de cette espèce, pour pouvoir se faire une idée exacte de leur mode d'existence et du supplice incessant qu'ils infligent à ceux qui sont devenus l'objet de cette persécution sans relâche. Quand on a le malheur d'être en butte aux poursuites d'un de ces malades, l'existence entière s'en ressent, car il devient bien difficile de se soustraire à cette tyrannie de tous les instants qui revêt les formes les plus diverses pour atteindre sa victime. L'aliéné se plaint incessamment de celui qu'il considère comme son ennemi acharné et c'est de lui, persécuteur, que vient tout l'acharnement à poursuivre sans répit cet ennemi imaginaire. Celui-ci le retrouve à chaque instant sur son passage et est sans cesse inquiété et menacé par lui. Il reçoit lettres sur lettres, plus injurieuses, plus comminatoires les unes que les autres, et cette correspondance se continue fastidieuse, ressassant toujours les mêmes faits et les mêmes accusations (1). Aux lettres succèdent les visites; en vain on ferme sa porte, en vain on se fait protéger de toutes les manières, le persécuteur trouve moyen d'arriver jusqu'à celui que son délire lui a désigné. Il l'attend pendant des heures entières, le guette, le recherche partout où il va, le suit, s'attache à ses pas et lui apparaît dans les moments où il s'y attend le moins (2). Il le saisit au passage, dans les lieux publics, pour l'injurier, le menacer et lui répéter verbalement toutes les plaintes et les accusations dont il l'a poursuivi dans ses lettres et ses réquisitoires écrits. Enfin, après avoir épuisé tous ces moyens de contrainte morale, le persécuteur arrive souvent jusqu'à la violence, se précipite sur son ennemi pour le frapper, ou l'épie, le revolver à la main, pour l'atteindre au passage.

Procès devant les tribunaux, demandes de dommages et intérêts, menaces de tous genres, souvent tentatives de chantage, lettres, écrits, mémoires imprimés, pamphlets, menace d'un scandale public, actions d'éclat, enfin tentatives de violence ou de meurtre, tels sont les actes les plus habituels auxquels se livrent les persécuteurs raisonnants et qui les conduisent souvent devant la justice, ou les font interner dans les asiles d'aliénés. La presse quotidienne est remplie de faits de ce genre et d'attentats

(1) Nous exposons plus loin, au chapitre du diagnostic, le caractère et la nature de ces écrits.

(2) « Je suis attaché à la porte de votre ministère, comme le hibou à la porte d'une écurie », écrivait Sandon à M. Billaut.

inexplicables, où l'expertise médicale pourrait démontrer souvent que c'est la main d'un aliéné qui a frappé (attentat contre le Dr Rochard, contre M. de Freycinet, assassinat de l'évêque de Madrid, etc., etc.). Une fois en prison ou internés dans un asile, ces aliénés n'ont plus l'occasion de manifester leur délire par les actes insensés auxquels ils se livrent quand ils sont en liberté ; aussi leur état mental, qui se juge bien plus par les actes que par les paroles, devient alors d'autant plus difficile à constater que la règle de l'asile ou de la prison, ainsi que le désir qu'ils ont de prouver leur raison et d'obtenir leur sortie, leur imprime une régularité et une tenue qu'ils n'avaient pas auparavant. De plus, le fait de la séquestration opère souvent chez eux une sorte de transformation du délire. Les plaintes contre les médecins et les magistrats qui les retiennent enfermés se substituent dans leur esprit à leurs accusations et à leurs griefs antérieurs contre leurs anciens persécuteurs ; ils n'ont plus alors qu'une pensée, celle d'obtenir leur mise en liberté et de poursuivre judiciairement ceux qui les ont fait séquestrer, avec le même acharnement qu'ils mettaient autrefois dans leurs revendications contre leurs premiers ennemis.

Le plus souvent, ils finissent par obtenir leur sortie, soit par les médecins, soit par les tribunaux ; ils recommencent alors une nouvelle série d'actes semblables à ceux qui ont motivé leur première séquestration, pour arriver tôt ou tard, soit à une condamnation judiciaire, soit à un nouvel internement.

Mais ce qui est remarquable surtout, comme fait

dominant dans cet état mental si difficile à définir, — indépendemment des écrits et des actes dont nous venons de parler, — c'est que, ce délire, même en se compliquant de plus en plus, par l'effet du temps, même en devenant chronique, plus complexe, plus multiple, et plus incohérent, ce délire, disons-nous, ne change jamais de caractère. Il continue toujours à se manifester par des actes bizarres, désordonnés, insensés, ou par des interprétations délirantes portant sur tous les faits de la vie de chaque jour, mais ne s'accompagne jamais d'hallucinations de l'ouïe, ni de la sensibilité générale, et ne passe pas par les phases successives que traversent les autres aliénés atteints du délire de persécution essentiel.

On a pu prétendre qu'une observation superficielle faisait méconnaître les hallucinations de l'ouïe dans ces états, et qu'un examen plus minutieux les ferait découvrir là où on ne les avait pas trouvées tout d'abord. Cette objection ne nous parait pas justifiée. Nous croyons, au contraire que, dans la direction actuelle des idées, certains observateurs ont admis trop légèrement des hallucinations non démontrées, et qu'ils ont parfois pris pour des hallucinations ce qui n'était que des phénomènes d'interprétation délirante, des illusions, ou même des impressions venant du monde extérieur et réellement perçues par ces malades, dont l'acuité des sens est souvent exaltée. « Souvent, dit M. Falret père, il nous est arrivé de diagnostiquer des hallucinations, et un examen plus attentif, ou un concours de circonstances plus favorables, nous ont démontré plus tard que le phénomène dont nous étions témoin avait sa cause première dans le monde extérieur. » Esquirol admettait qu'il y avait 80 hallucinés sur 100 aliénés. Les statistiques plus rigoureuses de M. Falret font tomber ce chiffre à 30 pour 100 environ.

Ces persécuteurs restent donc des aliénés raisonnants et lucides pendant toute la durée de leur existence, sans aboutir aux périodes de chronicité du délire de persécution. Ils présentent bien des périodes de rémission prolongée et d'exacerbation intense du délire, mais il n'y a pas d'évolution progressive manifeste dans leur état maladif jusqu'à leur mort. Leur délire se complique sans doute à la longue, et au bout d'un certain nombre d'années, on les retrouve plus délirants et plus faibles d'intelligence, à un certain degré, mais leur maladie conserve les mêmes caractères primitifs et n'aboutit pas à la démence.

Ces aliénés sont en général très-orgueilleux ; c'est là du reste une des notes dominantes de leur caractère. Ainsi l'un d'eux écrivait : « Le moule qui me fit se brisa après ma naissance. Il n'y a qu'un Dieu, s'il y en a un, ce qui est douteux, mais il n'y a qu'un moi, et ce moi vaut bien la peine qu'on s'en occupe. » (Campagne, Manie raisonnante, obs. I). — Cette tendance évidente aux idées de satisfaction et de contentement de soi-même pourrait être prise chez eux pour du délire d'orgueil, mais il n'y a là que la manifestation du sentiment exagéré qu'ils ont de leur personnalité ; ces malades n'arrivent pas comme les autres persécutés à la mégalomanie, c'est-à-dire au délire de grandeur nettement caractérisé, à se croire par exemple tel ou tel personnage historique, enfin à un véritable changement de personnalité.

Les persécuteurs de cette catégorie diffèrent des autres aliénés persécuteurs, précédemment décrits, par l'ensemble de leurs symptômes maladifs et par la marche générale de leur maladie, depuis leur naissance jusqu'à leur mort, ce qui légitime une description particulière, comme variété spéciale.

A ces caractères différentiels, il importe d'ajouter un nouvel ordre de faits encore peu connus, et sur lesquels l'observation du célèbre Sandon a surtout appelé l'attention des observateurs ; nous voulons parler des accidents cérébraux, congestifs ou convulsifs, qui se produisent assez souvent, à intervalles très éloignés, pendant la vie de ces malades. Ces accidents cérébraux tendent à démontrer que ces aliénés, dont le délire et l'affection cérébrale paraissent si souvent difficiles à établir, sont cependant atteints cérébralement d'une manière plus profonde et plus constitutionnelle en quelque sorte, que beaucoup d'autres aliénés dont le délire est cependant plus évident et plus caractérisé.

Plus on observera avec attention ces malades, pendant tout le cours de leur existence, plus on étudiera les observations déjà publiées, et plus on arrivera à vérifier ce grand fait pathologique qu'il existe, chez ces aliénés persécuteurs raisonnants, des accidents cérébraux graves, se renouvelant à plusieurs reprises dans le courant de leur existence, et que, le plus souvent, ils meurent cérébralement, frappés par une attaque, ou sous l'influence consécutive de ces accidents cérébraux.

Aux symptômes généraux que nous venons de décrire chez les persécuteurs raisonnants, s'en joignent d'autres plus particuliers, appartenant en propre à la grande famille des héréditaires, parmi lesquels, du reste, se recrutent la plupart des malades dont nous nous occupons. Il n'est donc pas étonnant de retrouver assez fréquemment chez eux les caractères et les stigmates indélébiles de l'hérédité morbide, si merveilleusement exposés par Morel.

Parmi ces caractères, les uns sont originels et permanents, les autres accidentels et transitoires.

Les signes permanents sont ceux qu'on remarque dès l'enfance et qui tiennent à la configuration physique générale : malformation et asymétrie crânienne, déviation de la face, strabisme, tics, bégaiement ; disposition et implantation vicieuse des dents ; déformation de la voute palatine, des oreilles, aplaties ou déplissées ; dégénérescences variées, pieds bots, etc.

Mais c'est surtout du côté des organes génitaux que l'on rencontre habituellement des anomalies organiques fréquentes et faciles à constater, telles que la microrchidie, la monorchidie, l'anorchidie, l'exiguité pénienne, le phimosis, l'épispadias, ou l'hypospadias chez l'homme ; l'absence ou l'atrophie de l'utérus, l'imperforation du vagin, les malformations vulvaires, l'hermaphrodisme à divers degrès chez la femme, etc., enfin, des signes multiples de dégénérescences somatiques tendant à prouver que des influences trophiques nuisibles se sont exercées sur le système nerveux central dès les premières périodes du développement de l'organisme.

Les signes transitoires et accidentels se rencontrent, à différentes époques de l'existence, chez ces malades, mais surtout à l'âge de la puberté. Ils présentent souvent à cette époque des accidents nerveux et cérébraux variés, très graves en apparence, de nature convulsive, choréiforme ou délirante, qui déconcertent le diagnostic et le pronostic des médecins, et le plus souvent se terminent favorablement sans laisser après eux de traces durables.

Il peut survenir du reste, à ce moment critique de la vie des héréditaires, une sorte de *bifurcation* très intéressante à observer. Les uns, ceux que nous venons de voir échapper aux accidents de la puberté, tournent à la folie des actes, pour devenir souvent les persécuteurs dont nous nous occupons ; les autres, à la suite de ces accidents, aboutissent tout à coup à la débilité intellectuelle, à la démence précoce et à l'idiotie.

Aux anomalies organiques génitales que nous venons de signaler, correspondent souvent, ou existent en dehors d'elles, des anomalies fonctionnelles du même ordre. Les héréditaires, en effet, ont une existence génitale toute entière différente de celles des autres hommes. Les détails de ces perversions figurent dans tous les traités de l'impuissance et de la stérilité, et ont été considérés le plus souvent comme des anomalies individuelles exceptionnelles, au lieu d'être rattachés à leur véritable origine, c'est-à-dire à l'hérédité nerveuse. Ces perversions très variées consistent dans l'acte génital non pratiqué, ou accompli irrégulièrement, dans la prééminence donnée aux actes incomplets ou pervers sur les actes naturels, interversion des sexes ou attraction des sexes semblables, recherches de certains contacts (Westphal) etc., etc.

Nous retrouvons, dans le domaine du caractère, dans l'état de l'intelligence, des sentiments et des penchants, enfin dans la conduite générale de leur vie, l'influence morbide héréditaire que nous avons signalée chez ces individus exceptionnels. Ils ont des facultés intellectuelles très inégales, presque nulles dans un sens, très développées dans un autre ; des altérations de caractère qui en font des êtres bizarres, excentriques, irréguliers, indisciplinables et incoercibles.

Ils sont féroces envers les animaux, durs avec les inférieurs, ne peuvent supporter la vie de famille ou en commun, n'ont aucun sens moral, se font renvoyer des pensions et des collèges; plus tard, ils changent constamment de professions ; ils ont une existence aventureuse et mouvementée, se font tour à tour soldat, prêtre, marin, se marient et se séparent de leur femme ; voyagent au loin ; passent de la débauche à la vie la plus exemplaire, pour retomber dans les désordres les plus extravagants ; ont des querelles, des procès, des duels, éprouvent partout les mêmes difficultés, éternellement poursuivis par la fatalité morbide qui a présidé à leur naissance, jusqu'à ce que des mesures disciplinaires, la prison ou l'asile, viennent clore la série de leurs interminables aventures. Ce mode de terminaison n'appartient pas du reste à tous ces malades indistinctement. Les uns restent toute leur vie sur la limite indécise de la raison, de l'excentricité et de la folie. Les autres franchissent la ligne de démarcation, versent dans l'aliénation confirmée et suivent les directions différentes que leur imprime leur délire.

Sans doute, ces malades présentent toujours les mêmes caractères généraux que nous avons exposés et nous ne prétendons pas créer de nouvelles catégories dans le groupe important que nous avons essayé de détacher parmi les aliénés persécuteurs. Nous voulons indiquer seulement qu'après une certaine hésitation dans le choix des idées délirantes, (qui est souvent le fait de la période prodromique chez ces malades), leur délire, à un moment donné, prend une direction déterminée, leur imprime un cachet personnel et établit entre eux une distinction qui, bien qu'apparente seulement, a permis de les désigner sous les noms variés de persécuteurs actifs, menaçants ou homicides; persécuteurs quérulants ou processifs; persécuteurs amoureux; persécuteurs hypochondriaques qui s'en prennent aux médecins, etc.

Quelle que soit la catégorie ou la sous-variété à laquelle appartiennent ces malades, il est remarquable, comme nous l'avons dit déjà, que c'est presque toujours à la suite d'un fait vrai, survenu dans leur existence, que leur délire a pris corps et les a fait entrer dans la voie particulière des préoccupations qui domineront leur existence.

Ainsi que nous l'avons vu pour les persécutés persécuteurs proprement dits, c'est-à-dire les persécuteurs actifs, qui en viennent aux voies de faits,coups, blessures, homicides, c'est le plus souvent, à la suite d'une circonstance déterminée,d'un fait vrai mais mal interprété, d'une prétendue insulte. d'un tort qui leur a été fait et qu'ils s'exagèrent, que leur haine a pris naissance et que leurs projets de vengeance longtemps mûris et ruminés se traduisent un jour par une action d'éclat ou un attentat à la vie de celui contre lequel s'étaient amoncelées leurs rancunes.

Il en est de même pour la manie processive; « délire quérulant » (Krafft Ebing). C'est à la suite d'une contestation, d'un litige quelconque avec des voisins, des amis, des parents, c'est-à-dire d'un fait vrai, que commence l'évolution du délire de persécution. Ainsi les faits de cette nature en font une variété au point de vue psychologique, en ce sens que les intérêts qui sont menacés, dans la pensée du malade, ne sont pas relatifs à la vie et à la santé, mais à des questions juridiques. Les causes occasionnelles de l'éclosion du délire chez ces malades résident le plus souvent dans la perte d'un procès qu'ils considèrent comme un déni de justice à leur égard. La reconnaissance de leurs prétendus droits méconnus devient l'idée dominante de leur vie et les conduit, au mépris de leurs devoirs et de leurs intérêts réels, à une série interminable de procès et de revendications devant les tribunaux et devant toutes les juridictions. Ils se lancent alors dans l'étude des lois et de la jurisprudence, afin de faire valoir eux-mêmes leurs droits, sans le concours des avocats. Leurs échecs répétés ne font que les aigrir et apporter un nouvel aliment à leur excitation maladive. Ils se considèrent comme des martyrs et des victimes, se répandent aux invectives contre les juges qu'ils accusent de corruption. Toute la procédure judiciaire n'est plus à leurs yeux qu'une comédie indigne, et ils en arrivent à contester non seulement la justice, mais la valeur effective des arrêts rendus contre eux. Ils développent leurs griefs avec une persistance incroyable, revenant sans cesse sur les mêmes arguments, avec une apparence et parfois une rigueur de logique capable d'en imposer à des personnes non prévenues.

Ce goût pour les procès et contestations juridiques pousse souvent ces individus à se faire redresseurs de torts, à se poser en défenseurs du droit méconnu, et s'ils n'ont pas pour eux-mêmes des intérêts personnels à débattre, ils excitent d'autres personnes à des revendications de ce genre, et se constituent les protecteurs et les avocats officieux d'autres malheureux persécutés ; témoin ce malade quérulant qui a fait l'objet d'un rapport de Buchner (*Journal de Friedreich*, 1870, p. 263), et qui, avec plusieurs autres individus partageant ses idées, a constitué « une Société de victimes pour la protection de ceux qui ont subi les injustices des tribunaux », et qui a notifié au roi la constitution de cette Société ! (1).

Il arrive souvent que ces malades restent pendant très longtemps méconnus du public, car ils joignent parfois à l'incohérence de leurs actes et de leurs écrits une grande intelligence des affaires et une connaissance du droit qui peuvent faire illusion. Mais, après avoir fatigué les autorités et les tribunaux de leurs réclamations, dépensé leur fortune en procès, encouru des peines diverses pour des faits de diffamation et de scandale public, au moyen de mémoires et d'affiches placardés ou distribués, ils finissent par être reconnus comme aliénés et par se voir appliquer les mesures protectrices de l'interdiction et de l'internement. Faute de ces mesures, ils peuvent devenir un danger pour la sécurité de certaines personnes, comme le prouve le cas de Nehring qui tua un juge sur son siège, au milieu de l'exercice de ses fonctions (Casper. *Viertel Jahrshr.*, t. VIII, p. 177).

(1) Krafft-Ebing cite aussi à cet égard l'exemple d'un de ses infirmiers qui a jeté le désordre dans sa maison par les réclamations incessantes qu'il présentait, ou imposait dans le même but à ses camarades. Des renseignements pris sur lui ultérieurement ont démontré que cet individu était né d'un père alcoolique et d'une mère aliénée, que partout il avait manifesté les mêmes dispositions et s'était rendu impossible, par ses querelles, ses accusations et ses dénonciations. Il était né processif et depuis sa jeunesse avait toujours eu des contestations ; lui seul avait raison contre tous. En 1874, il habitait dans son quartier près d'une femme qui avait eu un enfant d'un prêtre ; il fit si bien, qu'il se fit nommer par cette femme curateur de son enfant et intenta un procès au prêtre pour l'obliger à en reconnaître la paternité.

Pour les aliénés à prédominance amoureuse, on peut en général fixer le jour où ils ont aperçu tout à coup, pour la première fois, la personne inconnue qui va devenir, sans motif aucun, l'objet constant de leurs préoccupations de jour et de nuit, de leurs obsessions ou persécutions amoureuses.

A partir de ce moment, en effet, commencent à se dérouler chez eux tous les symptômes de l'état morbide du délire de persécution-persécuteur. Ils se mettent à la poursuite de la personne aimée, la suivent dans les promenades, les églises et les lieux publics, l'accablent de leurs épîtres enflammées ; aucun échec, aucune humiliation ne les décourage ; repoussés, ils reviennent à la charge, prétendent même avoir des preuves que leur affection est partagée ; en vain, l'objet de leur persécution se dérobe à ces recherches intempestives en changeant de milieu, le persécuteur la suit à la piste, en voyage, à la campagne, à la mer, attend à la porte des habitations, franchit les murs des jardins, etc., jusqu'à ce qu'un esclandre public autorise contre lui des poursuites et motive une séquestration qui débarrasse enfin sa victime de ses obsessions. (Voir l'observation que nous relatons plus loin empruntée au docteur Taguet, Les Aliénés persécuteurs, *Ann. méd. psych.*)

Une autre direction délirante qu'on rencontre encore assez fréquemment est celle qui pousse certains persécuteurs hypochondriaques, à s'en prendre à leurs médecins de tous les maux dont ils prétendent souffrir.

Non soulagés par les médications multiples auxquelles ils se soumettent, ils accusent les médecins de ne pouvoir les guérir et même de leur donner des maladies nouvelles, soit par ignorance, soit au contraire avec la volonté de leur nuire. Ils en arrivent ainsi à des idées de vengeance qui peuvent se traduire par des tentatives criminelles sur la personne des médecins, témoin l'attentat du cocher Bourgeois contre le Dr Bleynie, qu'il accusait de l'avoir mal soigné, et d'avoir empiré son mal.

Nous publions plus loin cette observation.

Le Dr Foville a signalé aussi une autre variété qu'il a appelée « les aliénés migrateurs ». Ceux-ci en effet peuvent être des persécuteurs acharnés à la poursuite de leur victime, et pour ce fait entreprennent parfois des voyages lointains pour l'atteindre. Mais d'autres migrateurs, plus fréquents, se déplacent au contraire pour fuir les tourments dont ils se croient menacés, et rentrent ainsi dans la catégorie des persécutés ordinaires.

On peut considérer comme des persécuteurs transitoires certains aliénés dans la période de l'excitation circulaire. Ces malades en effet montrent fréquemment des dispositions malveillantes qui en font, pendant cette période, de véritables persécuteurs.

« Ils deviennent taquins, malveillants, querelleurs, malfaisants. Ils inventent les histoires les plus fantastiques et les plus mensongères, et les racontent avec l'accent de la plus profonde conviction.

Ils s'occupent de tout ce qui se passe autour d'eux, mais ils interprètent toujours avec malveillance tout ce qu'ils voient, tout ce qu'ils entendent... » (Ritti.

Traité clinique de la folie à double forme, chap. III, p. 172). On peut ajouter que souvent ils passent à l'action et que s'ils ne vont pas jusqu'au meurtre et à l'homicide, ils cherchent à faire des niches et à nuire de toutes les façons.

Il va sans dire que les variétés dont nous venons de parler ne présentent pas toujours des contours aussi déterminés, aussi définis.

Il n'est pas rare, en effet, de voir quelques-uns de ces malades, tout en présentant des idées dominantes incontestables, étendre la sphère de leur délire à plusieurs directions à la fois, en sorte que le délire participe de l'ensemble des symptômes moraux que nous venons de décrire séparément, et que le même malade peut être en même temps un persécuteur processif, amoureux, jaloux et querelleur, enfin accrocher sa manie persécutrice à tout ce qui le touche.

Il n'y a pas du reste de monomanies à proprement parler et ce serait, à notre avis, faire un pas en arrière que vouloir en créer de nouvelles. Une idée fausse isolée ne suffit pas à établir la maladie ; ce serait en quelque sorte un séquestre psychique ne constituant pas plus l'aliénation mentale, qu'une tumeur érectile, un nævus, ne constitue un vice constitutionnel. L'aliénation n'est confirmée que lorsque l'idée fausse a fait la tache d'huile, que son influence se fait sentir sur l'ensemble des facultés intellectuelles et morales, et se traduit par des actes. En un mot, l'état de maladie ne dépend pas de l'idée délirante, mais de l'usage que le malade fait de cette idée.

Il arrive souvent que les manifestations délirantes que nous venons de décrire sont atténuées, à des degrès divers, et dans certains cas, il est impossible de faire rentrer le malade dans une des catégories précédemment désignées. On rencontre souvent dans le monde de ces individus qui sont des prédisposés, des candidats à la folie, des originaux que tout le monde remarque, mais qui n'ont pas encore passé le Rubicon. Quelques-uns mêmes ne franchissent jamais cette limite et restent dans cet état intermédiaire où il est difficile de les classer, le criterium, le « *phrénomètre* » (Falret père) faisant défaut pour apprécier ces états.

Ces délires atténués suivent du reste parfois l'évolution même des délires plus accentués et peuvent, comme eux, porter, à un moment donné, la marque de la chronicité, tout en conservant leur formes adoucies.

C'est parmi ces demi-malades que se rencontrent ces génies partiels et lacunaires, ces inventeurs stériles que l'on coudoie à chaque pas dans la société. C'est aussi parmi eux que se recrutent ces héros du scandale dont la presse de tous les pays rapporte chaque jour les hauts faits, et, devançant le jugement des médecins, elle désigne souvent, sous l'appellation de fous et d'aliénés, les auteurs de ces excentricités tapageuses (1).

(1) Nous citons, à titre purement anecdotique et en quelque sorte comme observation extemporanée, deux faits différents recueillis dans les journaux tout récemment :

1° On lit dans le journal *Le Matin*, du 25 juin 1886, sous le titre : *Un curieux monomane. — Une jeune fille persécu-*

Ces états mal définis, où la limite scientifique entre la raison et la folie est si difficile à établir ont été reconnus par les auteurs comme des états intermédiaires, marqués seulement, faute de criterium, par des différences de degré, et ont reçu les noms variés d'é-état *mixte* (Moreau de Tours), *zone intermédiaire ou limitrophe* (Maudsley) *frontières de la folie* (Ball).

Nous essayons de démontrer, au chapitre suivant *Diagnostic*, comment il est possible, d'aborder la solution de cette question de délimitation en abandonnant la voie psychologique suivie jusqu'à ce jour dans

tée. — Un épouseur persévérant. — Intervention de la justice.

« Londres, 24 juin. — Le tribunal de police de Bown Street a décidé hier que des poursuites seraient exercées contre un nommé Edward Rowdon, à la requête de l'honorable Violet Ita Evelyn Lane, fille de lady Conyers.

Rowdon est un curieux personnage : depuis deux ans, il persécute la fille de lady Conyers, la poursuit dans les promenades, dans les salons où il s'introduit sans invitation, à l'étranger lorsqu'elle voyage, et tout cela pour arriver à épouser cette jeune fille à laquelle il n'a jamais été présenté.

Cette persécution lui a déjà valu six mois de prison ; mais une fois libéré, il est revenu à la charge et a poussé l'audace jusqu'à faire annoncer son mariage dans le *Morning Post*.

Lady Conyers et sa fille se sont alors de nouveau adressées à la justice, et le président du tribunal a décidé hier qu'il y avait lieu de retenir l'affaire.

Rowdon, que le tribunal a refusé de mettre en liberté sous caution, a été maintenu en état d'arrestation. »

2° On lit dans le *Petit Journal*, du 11 juillet 1886, sous le titre : *Un coup de revolver à la Chambre.*

« Au moment précis où le président prononce le sacramentel « la séance est levée », un coup de pistolet retentit dans la tribune publique du deuxième étage, en même temps qu'une enveloppe à l'adresse du président dégringole jusque dans l'enceinte.

Petit, barbu, l'aspect quelque peu hydrocéphale, le fou, qui se nomme Justin Capus, né à Souille (Tarn), âgé de quarante et un ans, exerçant la profession de terrassier, et demeurant rue l'examen deces malades, pour entrer résolument dans la clinique qui doit seule servir de base au jugement du médecin dans l'appréciation de ces cas contestés.

Une dernière particularité des plus importantes nous reste à signaler dans l'étude de ces différents persécuteurs dont nous venons d'esquisser le tableau. Nous voulons parler de la faculté que présentent très fréquemment ces malades de faire partager leurs idées délirantes par des personnes de leur entourage immédiat, pour arriver ainsi à constituer un délire à deux, à trois ou à plusieurs personnes. Nous avons appelé l'attention sur ce fait dans le cours de cette étude. Il a été bien observé déjà et mis en lumière par les travaux de MM. Lasègue et Falret (*Folie à deux*, 1877)

Traversière, est immédiatement empoigné par un huissier, conduit sous bonne escorte à la questure et de là au poste central de la mairie du septième arrondissement, où M. Santucci est venu l'interroger.

Il affirme, d'un air hébété, qu'il a seulement voulu attirer l'attention sur sa misère.

Depuis six mois en effet, dit-il, il est sans travail et sans ressources. Il a essayé de plusieurs métiers ainsi que semblaient l'indiquer les prospectus de diverses maisons trouvés dans sa poche. Il occupait ses loisirs forcés à écrire des mémoires sur les questions sociales et l'extinction du paupérisme. D'ailleurs très sobre, très rangé, et d'une politesse parfaite, il est très estimé des gens de la maison qu'il habite, qui sont très surpris de ce qui s'est passé.

La balle tirée dans une direction assez vaguement définie, mais assez haut, cependant, pour n'avoir atteint qu'une corniche, était la première d'un revolver de fort calibre à six coups dont le barillet portait encore cinq cartouches intactes.

A cinq heures, il a été interrogé par le préfet de police et le procureur de la République. Après cet interrogatoire, Capus a été ramené à son domicile, où une perquisition a amené la saisie d'un grand nombre de papiers manuscrits.

Il a été ensuite conduit au dépôt. »

et ceux plus récents sur le même sujet de MM. Ballet Régis. Nous avons dit que ces malades, souvent intelligents et dont les conceptions delirantes reposent presque toujours sur des faits vrais ou vraisemblables poursuivaient en général, avec une grande logique et une grande puissance de dialectique, la démonstration du bien-fondé de leurs réclamations et de leurs griefs ; que d'autre part, ils étaient tenaces, volontaires, et supportaient difficilement la contradiction.

Quoi d'étonnant alors qu'ils arrivent à imposer leur manière de voir à des personnes de leur entourage, faibles et prédisposées, qui finissent par accorder crédit à leurs aberrations les plus extravagantes, et quelquefois à épouser leurs querelles avec plus d'ardeur que les intéressés eux-mêmes.

Nous ne pouvons mieux faire, du reste, pour mettre en évidence les conditions dans lesquelles se développe ce délire à deux et à plusieurs individus, que de résumer les conclusions du travail en commun de MM. Ch. Lasègue et J. Falret.

« Dans la folie à deux, l'un des deux individus est l'élément actif; plus intelligent que l'autre, il crée le délire et l'impose progressivement au second, qui constitue l'élément passif. Celui-ci résiste d'abord, puis subit peu à peu la pression de son congénère, tout en réagissant à son tour sur lui, dans une certaine mesure, pour rectifier, amender et coordonner le délire, qui leur devient alors commun et qu'ils répètent à tout venant, dans les mêmes termes et d'une façon presque identique.

« Pour que ce travail intellectuel puisse s'accomplir parallèlement dans deux esprits différents, il faut que ces deux individus vivent, pendant longtemps, absolument d'une vie commune, dans le même milieu, partageant le même mode d'existence, les mêmes sentiments, les mêmes intérêts, les mêmes craintes et les mêmes espérances, et en dehors de toute autre influence extérieure.

« La troisième condition pour que la contagion du délire soit possible, c'est que ce délire ait un caractère de vraisemblance; qu'il se maintienne dans les limites du possible; qu'il repose sur des faits survenus dans le passé ou sur des craintes et des espérances conçues pour l'avenir. Cette condition de vraisemblance seule le rend communicable d'un individu à un autre et permet à la conviction de l'un de s'implanter dans l'esprit de l'autre.

« Dans quelques cas rares, la pression morale exercée par un aliéné sur un autre individu plus faible que lui, peut s'étendre à une troisième personne, ou même dans une mesure plus faible, à quelques personnes de l'entourage. Mais il suffit alors presque toujours de soustraire l'aliéné actif à ce milieu qu'il a influencé à divers degrés, pour que l'entourage abandonne peu à peu les idées fausses qui lui avaient été communiquées. » (La *Folie à deux*, par les docteurs Ch. Lasègue et J. Falret. *Archives générales de Médecine*, numéro de septembre 1877.)

DIAGNOSTIC

APPLICATIONS PRATIQUES ET MÉDICO-LÉGALES.

Dans les chapitres précédents, nous avons fait la description clinique des deux variétés d'aliénés persécuteurs ; nous avons cherché à démontrer que, malgré leurs caractères communs, ils appartenaient à deux catégories en fait, bien différentes.

Cette distinction clinique n'est pas seulement intéressante au point de vue théorique et pour la vérité de l'observation, elle est aussi féconde en applications pratiques. C'est le point qu'il nous reste à aborder dans la troisième partie de ce travail.

Les persécutés persécuteurs appartenant à la première catégorie présentent bien dans la pratique, surtout dans les périodes souvent très longues de rémission et de dissimulation, des difficultés d'observation et de diagnostic qui peuvent quelquefois embarrasser les médecins et les magistrats.

Mais le plus souvent, en observant attentivement ces malades pendant assez longtemps, on arrive à reconstituer l'histoire complète de leur maladie, et à démontrer qu'ils ont présenté et qu'ils présentent actuellement des signes caractéristiques du délire de persécution classique, que nous avons décrit, et qu'ils ont parcouru les principales périodes que nous avons assignées à ce genre de délire.

Il suffit donc dans ces cas, même les plus difficiles, pour établir le diagnostic, de prouver que le fait particulier soumis à l'examen rentre dans la description générale de la maladie.

Mais les difficultés de diagnostic sont bien autrement grandes quand il s'agit de faits se rapportant aux malades de la seconde catégorie. C'est alors que des détails cliniques très précis sont indispensables pour éclairer la conscience du médecin et pour porter la conviction dans l'esprit des magistrats et de toutes les personnes étrangères à nos études spéciales.

Indépendamment des notions générales sur le diagnostic de la folie qui sont généralement connues et qui ont été magistralement exposées par notre cher maître le docteur J. Falret (1), il importe d'y ajouter un certain nombre de signes particuliers, pour arriver à poser le diagnostic avec certitude dans ces cas si délicats à apprécier.

Jusqu'à présent, la plupart des auteurs se sont bornés à faire l'histoire psychologique, encore très incomplète, des aliénés raisonnants, au point de vue des altérations du caractère et des anomalies des actes, comme le feraient les romanciers, pour la description de certains caractères originaux ou excentriques, et

(1) J. Falret. Discours prononcé à la Société médico-psychologique, le 8 janvier 1886. (Annales médico-psychologiques.)

l'on n'a pas suffisamment abordé le côté clinique de la question, soit au point de vue des signes psychiques, soit à celui des signes physiques et de l'évolution générale de la maladie. On a décrit des aliénés égoïstes, orgueilleux, jaloux, vindicatifs, etc., sans insister sur les caractères spéciaux de cette variété de maladie mentale. Les médecins ont procédé comme les philosophes, les littérateurs ou les romanciers, au lieu de faire appel à leurs connaissances spéciales, à la description antérieure des cas analogues et de se renfermer dans le côté exclusivement clinique de la question. De là, des difficultés insurmontables pour établir avec certitude l'existence de la folie, et des doutes persistant à cet égard dans l'esprit des hommes les plus impartiaux et les plus désireux de connaître la vérité.

Il faut aujourd'hui entrer dans une voie nouvelle et étudier cliniquement des malades spéciaux, au lieu de s'en tenir à l'histoire psychologique de certains caractères, dont on pourrait toujours contester la nature maladive. C'est là ce que nous avons cherché à faire dans la seconde partie de cette étude, en décrivant rapidement le mode d'existence et les caractères propres des aliénés persécuteurs raisonnants. Cette description devient ainsi la base naturelle du diagnostic, et il suffira d'en résumer brièvement les principaux traits pour fournir les éléments rationnels du diagnostic de cette variété de la pathologie mentale.

Mis en présence d'un aliéné de cette espèce, dont il s'agit d'apprécier l'état mental, le médecin n'a qu'à se remémorer les signes principaux présentés par les malades antérieurement connus pour pouvoir apprécier avec vérité le cas particulier soumis à son examen. Il ne se bornera pas à fixer son attention sur le fait dominant, saillant à première vue, dont le malade fait l'objet exclusif de ses préoccupations, et qu'il relate à chaque instant dans tous ses discours avec une prolixité désespérante, c'est-à-dire sur l'objet principal de son délire, les procès qu'il a poursuivis, ses tentatives amoureuses constamment renouvelées, ses projets de vengeance ou ses prétendus griefs accumulés avec persistance contre telles ou telles personnes qui sont devenues le point de mire de ses persécutions incessantes.

Certainement, le médecin exercé peut trouver dans les détails de tous ces faits particuliers, développés avec complaisance par le malade, des preuves importantes, pour établir l'existence de la folie ; mais cette étude même attentive des idées dominantes du malade ne peut suffire pour fixer son diagnostic.

On peut toujours objecter qu'il y a une part plus ou moins grande de vérité dans les assertions du malade ; que personne n'a pu faire une enquête assez minutieuse pour distinguer le vrai du faux dans des relations de faits aussi compliqués et aussi personnels ; que beaucoup d'hommes à l'état normal se font illusion sur la valeur des griefs dont ils ont à se plaindre et que la susceptibilité et l'orgueil humain s'exagèrent fréquemment chez chacun de nous l'importance des affaires qui nous concernent personnellement.

En un mot, on peut toujours faire valoir cette opinion, qu'on a affaire à un individu orgueilleux ou égoïste à l'excès, à un redresseur de torts qui ne se laisse arrêter par aucune considération, à un original ou à un excentrique, et non à un aliéné véritable.

Pour remédier à l'insuffisance notoire de ce mode de diagnostic de la folie, basé exclusivement sur la notion des idées dominantes du malade, il faut établir son critérium sur des bases plus larges, et faire l'histoire générale du malade, au lieu ce se borner à la relation de ses idées dominantes. Il faut l'étudier dans ses antécédents, dans l'ensemble de son existence, depuis sa naissance jusqu'au moment où l'on est appelé à l'observer, reconstituer ainsi l'histoire de sa vie et y retrouver la plupart des signes physiques ou moraux, signalés chez les malades du même genre. Ainsi l'on apprendra que le malade soumis à l'examen du médecin a eu des aliénés dans sa famille; qu'il a présenté dès son enfance les signes physiques et moraux de la prédisposition héréditaire, exposés dans le chapitre précédent; qu'il a eu une existence bizarre, mouvementée, irrégulière, différente de celle de la plupart des autres hommes; qu'il a toujours été étrange, singulier dans ses idées et dans ses actes; que, même avant la production des faits qui semblent être le point de départ de sa maladie, il avait manifesté dans l'intelligence et dans le caractère les dispositions particulières que nous avons décrites; qu'à l'époque où sont survenues les circonstances auxquelles le malade fait continuellement allusion dans son délire, il a réagi, par la parole et par l'action, vis-à-vis de ces faits nouveaux d'une manière toute différente de celle que l'on observe chez les autres hommes dans des circonstances analogues ; qu'à partir de ce moment, sa conduite et ses actes ont été commandés absolument par ses idées dominantes qui ont absorbé toute son existence et lui ont fait négliger, pour la satisfaction de cette préoccupation exclusive, tous ses devoirs de famille et de profession, ses intérêts, ses goûts et ses habitudes antérieures ; qu'en un mot, sa vie tout entière s'est trouvée modifiée par cette préoccupation qui est devenue le but de toutes ses pensées,

Rien n'a coûté à son activité physique et morale pour poursuivre le but incessant de ses efforts qui a commandé tous ses actes : démarches renouvelées, réclamations persistantes, menaces, écrits injurieux, libelles, manuscrits et imprimés, tentatives de violence et de chantage, tout a été employé par lui pour arriver à son but, et au milieu de toutes ces manifestations variées, il est facile au médecin exercé de distinguer dans les détails de chaque fait l'estampille morbide dont ils sont marqués,

Ces tentatives se sont reproduites indéfiniment, à contre-temps et à contre-mesure, sans tenir compte d'aucune considération raisonnable, en dépit de toutes les protestations, de toutes les oppositions les plus rationnelles, contrairement à toute logique et à toute connaissance des faits réels, malgré les échecs incessants et malgré les démonstrations résultant à chaque instant de l'évidence des faits et de l'impossibilité absolue d'arriver au résultat désiré.

Rien n'arrête de pareils malades dans la poursuite de leur but chimérique, ni les protestations intimes de la conscience et de la raison, ni les obstacles moraux et matériels qu'ils rencontrent à chaque instant sur leur chemin, ni les objections qu'on leur oppose, ni le découragement provenant d'échecs répétés.

Tous ces signes rationnels, tirés du passé et du présent du malade soumis à l'examen, sont déjà très probants au point de vue du diagnostic de l'aliénation mentale; mais, pour compléter le tableau de la maladie, il faut en ajouter de plus importants encore.

Ce qui caractérise surtout cet état maladif, au point de vue psychique, c'est l'extension progressive du délire se propageant successivement de proche en proche à de nouvelles directions maladives. Ces malades ne se bornent pas à l'objet primitif de leur délire ; peu à peu, d'autres sphères sont envahies. Les faits qu'ils invoquent comme motifs de leurs plaintes se multiplient de jour en jour, et, tout en continuant à poursuivre le même individu de leurs accusations, de leurs menaces et de leurs projets de vengeance, ils englobent successivement d'autres personnes dans les mêmes accusations et les mêmes plaintes, et font porter leurs reproches, leurs récriminations et leurs réclamations sur de nouveaux griefs ajoutés aux précédents, de manière à former tout un vaste réquisitoire contre leurs persécuteurs groupés autour du persécuteur principal.

Leur délire, qui paraissait extrêmement restreint au début et qui pouvait passer pour monomaniaque aux yeux d'observateurs superficiels, devient de plus en plus étendu et complexe, et se porte ainsi dans des directions multiples et sur des objets de plus en plus variés.

A ces signes tirés de l'ordre intellectuel et moral, sur lesquels il serait possible de s'étendre davantage, il convient d'ajouter ceux qui résultent de l'observation attentive de leurs actes et de leurs écrits qui, étudiés avec soin, apportent de précieux éléments au diagnostic.

Actes. — Les actes de ces malades, commandés par leurs idées délirantes, ou indépendants de ces idées, fournissent la démonstration de leur état maladif, bien plus encore que leurs discours prolixes et souvent inconsistants et contradictoires. Le mode d'existence, la conduite, les actes journaliers de ces malades, se ressentent, beaucoup plus qu'on ne le croit généralement, de leur trouble mental qui est bien plus étendu qu'il ne paraît au premier abord. La plupart de ces malades, pour ne pas dire tous, ont un mode d'existence tout à fait différent de celui des autres hommes, et l'étude de leur manière de vivre fournit de précieux documents pour le diagnostic de la folie. Ces particularités de leur manière de vivre, très manifestes, tant qu'ils vivent en liberté, sans contrôle et sans contrepoids de la part de leur entourage, — surtout lorsqu'ils sont célibataires, — cessent naturellement de pouvoir être constatées quand ils sont enfermés dans les asiles; aussi est-ce en dehors de ces établissements que nous les envisageons.

En liberté, ces malades ont le plus souvent une existence solitaire et séparée des autres hommes. Ils restent fréquemment enfermés dans leurs appartements sans aucun soin de leur personne, en défiance contre le monde entier, négligeant leurs devoirs de famille et de profession, et l'examen de leur intérieur suffit souvent pour permettre de juger de leur état mental. Ils se méfient de leurs voisins, de leur entourage, de leur famille, de leurs domestiques et s'isolent de plus en plus, passant leur temps à ruminer leurs projets de vengeance ou à rédiger des mémoires et des écrits sans fin. Ils ne sortent de chez eux que pour poursuivre la réalisation de leurs idées délirantes, et montrent alors dans l'exécution de leurs projets une activité et une persistance vraiment maladive, qui souvent les entraînent à des courses sans nombre, à des excursions multipliées et même à des voyages lointains, entrepris dans les conditions les plus déraisonnables et les plus invraisemblables.

Écrits. — A ces signes tirés des actes, il faut joindre ceux que l'on peut emprunter à l'étude de leurs écrits qui constituent un apport également favorable à la précision du diagnostic. Ces écrits ont entre eux des ressemblances telles, que les médecins habitués à les observer pourraient, rien que par l'examen de ces écrits et de leurs caractères spéciaux, reconnaître à quel genre de malades ils appartiennent. Non seulement ils écrivent beaucoup de lettres, de longs mémoires, des réclamations sans fin à toutes les autorités, des factums et des pamphlets contre leurs ennemis en les faisant souvent imprimer pour les répandre, ou même les afficher; mais ces écrits nombreux, diffus et d'une longueur démesurée, contenant l'énoncé des mêmes faits et des mêmes détails incessamment répétés, ont de plus, comme nous venons de le dire, certains caractères particuliers qui permettent d'en reconnaître facilement la provenance.

Ces malades procèdent presque tous par allusion, et leurs affirmations les plus réitérées sont pleines de réticences et de sous-entendus. Il supposent que les faits dont ils parlent sont connus de tous, que d'autres ne doivent être mentionnés qn'à demi-mots, d'une manière obscure et par voie détournée, de peur de se compromettre; que d'autres encore doivent être au contraire proclamés très haut et attirer l'attention d'une façon spéciale. De là résultent des modifications particulières dans la forme et les caractères de l'écriture elle-même, correspondant à la diversité des pensées qu'ils veulent exprimer.

Les écrits, manuscrits ou imprimés de ces malades offrent ainsi un cachet tout particulier caractéristique de leur état mental. Les mots y sont écrits en gros ou en petits caractères, en lettres capitales ou minuscules, très souvent soulignés, en tout ou en partie, ornés de figures, de signes variés ou d'arabesques colorés à l'encre rouge ou bleue, entourés de guillemets ou encadrés de parenthèses, souvent séparés par des séries de points, ou suivis de points, d'interrogation ou d'exclamation fréquemment reproduits. Souvent enfin, au milieu de phrases compréhensibles et formées de mots usuels se trouvent tout à coup certains termes étranges empruntés à des langues différentes, de véritables néologismes, constituant un vocabulaire spécial, compréhensible seulement pour le malade et énigmatique pour le lecteur non initié à ce langage.

Signes physiques. — A ces signes, fournis par l'étude des troubles intellectuels et moraux, des actes et des écrits de ces malades, il convient d'ajouter, pour compléter le diagnostic, les signes tirés de l'ordre physique et ceux empruntés à la marche générale de la maladie, que nous avons exposés précédemment.

Le plus souvent, ces signes ont été négligés dans les observations déjà publiées et dans la plupart des rapports de médecine légale où l'on s'est borné à l'étude des symptômes psychiques.

C'est, selon nous, un véritable progrès dans l'histoire de cette maladie, jusqu'ici étudiée seulement au point de vue psychologique, d'avoir constaté cliniquement qu'elle présente en réalité de nombreux signes physiques, permanents ou accidentels, qui marquent sa place dans la nosologie mentale d'une manière bien plus probante que toutes les dissertations faites jusqu'à présent sur les altérations du caractère, la perversion des sentiments et des penchants et sur la bizarrerie des actes de ces malades.

Lorsque, après avoir fait la description clinique de leur état mental, le médecin peut ajouter l'énumération des stigmates physiques constatés chez le malade depuis sa naissance, des accidents nerveux variés qu'il a pu présenter à l'époque de la puberté et des états temporaires de maladie cérébrale, congestive ou autre, que l'on a pu observer chez lui à diverses époques de son existence, ainsi que des périodes de paroxysme ou de rémission qui se sont produites chez lui à divers moment de l'évolution de la maladie, ce tableau complet de l'histoire pathologique du malade constitue une véritable démonstration de son état maladif et ne peut plus laisser de doute dans l'esprit de personne sur l'existence de la folie.

Ce diagnostic médical qui résulte naturellement de la description clinique que nous avons cherché à faire dans cette thèse des deux variétés d'aliénés persécuteurs va devenir la base des applications pratiques qu'il nous reste à indiquer comme conclusions de cette étude, au point de vue de la médecine légale et de la séquestration de ces malades.

Applications médico-légales. — Comme l'a dit avec juste raison M. Falret père (*Traité des maladies mentales*), la médecine légale des aliénés se résume toute entière dans une question de diagnostic.

Les aliénés persécuteurs que nous venons d'étudier ont été très souvent l'objet de discussions et de contestations médico-légales, comme on peut le voir, en particulier, dans l'observation que nous résumons de Sandon, et dans d'autres analogues empruntées aux auteurs, ou recueillies par nous. Quand on se place au point de vue purement psychologique, on comprend parfaitement, dans ces cas difficiles, les hésitations des magistrats, des avocats et du public en général, dans des faits d'une appréciation si délicate. C'est pourquoi il nous a paru utile et opportun, au point de vue médico-légal, d'entreprendre à nouveau, dans ce travail l'étude clinique de cette variété d'aliénés qui prêtent le plus aux doutes et aux contestations judiciaires.

Mais il nous semble qu'en se basant sur la description détaillée que nous venons de faire des deux variétés d'aliénés persécuteurs, sur l'ensemble des symptômes physiques et moraux qu'ils présentent et sur la marche générale de leur maladie, ainsi que sur les observations particulières relatées dans les divers auteurs français et étrangers, le médecin légiste peut trouver des éléments nombreux de diagnostic qui lui permettront de résoudre toutes les questions de médecine légale qui peuvent se présenter devant lui, à l'occasion de ces malades.

Actes de violence, tentatives de chantage ou d'homicide, procès variés, séquestrations prétendues arbitraires ou illégales, conseils judiciaires, interdictions, testaments, etc., etc., tous ces faits soumis à l'examen de la justice et pour lesquels les médecins sont appelés par les tribunaux à donner leur avis, à titre d'experts, peuvent être résolus au point de vue médical, à l'aide du même criterium, c'est-à-dire, par la comparaison avec la connaissance clinique des malades de ce genre antérieurement observés.

La science médicale spéciale devient ainsi, comme

pour tous les autres aliénés, la véritable base du diagnostic et de la médecine légale.

Au lieu de discuter, comme les avocats ou les magistrats, sur les divers détails de l'acte incriminé, ou sur les circonstances qui l'ont précédé, accompagné ou suivi, le médecin expert doit rester dans le domaine exclusivement médical, et baser son opinion et ses conclusions uniquement sur la description clinique des symptômes et de la marche de la maladie.

C'est ainsi seulement qu'il peut rendre à la Justice de véritables services, appuyés sur ses connaissances médicales, et que sa compétence spéciale ne pourra jamais être contestée.

Séquestration. — La question de la séquestration de ces malades est une des plus difficiles à résoudre, d'une manière générale. Elle doit être examinée, comme toujours, au point de vue du malade lui-même et au point de vue de la société et de la protection due à ses divers membres.

Tant que ces malades ne passent pas à l'action, tant qu'ils se renferment encore dans le domaine purement spéculatif, surtout s'ils sont entourés par une famille bienveillante et protectrice, ou s'ils vivent isolés dans un lieu éloigné des grands centres de population, on peut admettre qu'on les laisse en liberté, quoiqu'ils puissent, d'un moment à l'autre, devenir dangereux pour leur entourage ou pour ceux qu'ils poursuivent de leurs accusations et de leurs récriminations incessantes.

D'un autre côté, le placement de ces malades dans

un asile d'aliénés peut être conseillé dans leur propre intérêt. On peut admettre, en effet, que leur internement, dès les premières périodes de la maladie, pourrait avoir des effets favorables, et enrayer, jusqu'à un certain point, le développement de leur maladie, en les préservant contre leurs propres entraînements et en empêchant la manifestation de tous les actes auxquels ils se livrent quand ils sont en liberté, actes qui augmentent l'intensité de leur état maladif par les éléments nouveaux qu'ils apportent à leurs préoccupations délirantes, par leurs répétitions fréquentes et par les luttes continuelles auxquelles ces aliénés s'abandonnent sans contrôle et sans répression d'aucun genre.

Mais c'est surtout au point de vue de l'ordre social et des dangers nombreux auxquels ils exposent les diverses personnes qu'ils poursuivent de leurs obsessions et de leurs menaces que la séquestration de ces malades devient indispensable et qu'elle est le plus souvent provoquée par les intéressés eux-mêmes, ou par les autorités publiques.

Il faut avoir été témoin personnellement des angoisses et des tortures morales de tous les instants que ces persécuteurs imposent à leurs victimes, par des correspondances et des visites journalières, par des menaces verbales ou écrites, etc., pour comprendre l'obligation impérieuse qui s'impose de protéger les hommes sains d'esprit contre les persécutions insensées de pareils malades. Leur séquestration devient ainsi un devoir de préservation sociale, et c'est une bien grave erreur de la plupart des défenseurs officieux de ces malades de proclamer, comme on l'a fait si souvent, l'injustice et l'illégalité d'une pareille séquestration qui, dans les cas extrêmes, ne peut pas raisonnablement être évitée.

Mais pour convaincre l'opinion publique si égarée à ce sujet et si difficile à convertir, l'étude sérieuse et complète de ces malades, dont la folie est si souvent contestée, est devenue tout à fait indispensable.

C'est pourquoi nous avons cru utile de l'entreprendre, non seulement au point de vue scientifique, qui a été notre principale préoccupation dans le choix de ce sujet, mais aussi sous le rapport des applications pratiques qui en ressortent en médecine légale, et relativement à la séquestration de ces malades. Nous ne pouvions du reste donner ici que des indications générales, sans entrer dans le détail des applications particulières, nous estimant très heureux, si notre travail peut apporter quelques éléments utiles, ou provoquer de nouvelles recherches, pour servir à la solution de ces questions si ardues et si délicates.

CONCLUSIONS.

1° Le délire de persécution est une forme distincte de maladie mentale, ayant ses périodes déterminées et son évolution spéciale.

2° Les aliénés atteints de délire de persécution deviennent souvent persécuteurs quand ils ont personnifié leur delire.

3° Il convient d'admettre cliniquement deux catégories distinctes d'aliénés persécuteurs ; les uns hallucinés et suivant l'évolution morbide du délire de persécution essentiel ; les autres se rattachant aux folies raisonnantes, non hallucinés, et présentant la plupart des caractères des aliénés héréditaires.

4° Cette distinction clinique est utile en médecine légale en fournissant au médecin les éléments d'un diagnostic plus rigoureux. Elle lui permet de baser son jugement non seulement sur l'appréciation du fait incriminé, mais sur l'ensemble des symptômes et sur la marche de la maladie, en rattachant le cas particulier soumis à son examen à l'une des deux catégories précédemment décrites.

OBSERVATIONS

Observation I

Observation de Sandon. Autopsie.

Résumé.

Léon Sandon est né en 1823 à Felletin (Creuse).

Avocat stagiaire en 1846, à Aubusson, il est l'objet d'une réprimande du conseil de l'ordre pour une irrégularité coupable. Menacé d'une poursuite pour abus de confiance, il quitte Aubusson et vient à Paris.

En 1848, il se sert de l'acte de naissance d'un frère plus âgé que lui, est nommé d'abord substitut à Riom, puis avocat général à Dijon. La fraude se découvre, il est révoqué.

En 1849, il se fait inscrire au barreau de Limoges.

En 1850, il est chargé de la défense de deux accusés dans une grave affaire criminelle ; il s'adjoint alors un membre éminent du barreau de Paris, Me Billaut, qu'il ne connaissait pas, avec lequel il entre pour la première fois en relation et qui va devenir, pendant toute sa vie, l'objet de ses persécutions et de ses poursuites incessantes, à la suite d'un fait vrai, d'une humiliation qui lui est infligée et dont il le rendra injustement responsable. En effet, à l'ouverture des débats, les accusés récusent Sandon, malgré les insistances de Me Billaut, qui doit seul se charger de la défense, après un scandale public à l'audience et un arrêt de la Cour. A la suite de ce scandale, le conseil de l'ordre se réunit le 2 juillet 1850, et interdit Sandon pour un an.

De ce moment date la haine de Sandon pour Me Billaut.

Le 26 août 1850, le conseil de l'ordre se réunit de nouveau et prononce la radiation de Sandon qui, pour se venger de sa cliente qui l'a récusé, viole le secret de la défense et rend publique une lettre qu'elle avait adressée à son défenseur, alors qu'elle était accusée. L'ex-avocat se pourvoit alors devant la cour de Limoges, et les magistrats, plus indulgents, le condamnent seulement à 3 mois d'interdiction et aux dépens.

En 1852, M. Billaut est nommé président du Corps législatif. Sandon s'adresse alors à lui, en solliciteur d'abord, puis, n'en recevant pas de réponse, vient à Paris, le presse de ses réclamations, se fait menaçant, et parle de divulguer des lettres et secrets compromettants pour le président. Appelé pour ce fait chez M. Abbatucci, ministre de la justice, Sandon manifeste son repentir et jette au feu les prétendues lettres que lui aurait écrites M. Billaut; il reste tranquille jusqu'en 1860.

A cette époque M. Billaut est nommé ministre de l'intérieur.

Il redevient aussitôt le point de mire des attaques et récriminations de Sandon qui cherche à spéculer sur la crainte du scandale, et à user du procédé vulgaire d'extorsion connu sous le nom de chantage.

De nouveau, il demande réparation des torts qui lui ont été faits. Il lui faut une compensation. Il demande la décoration et une place du Gouvernement. Il se vante d'avoir encore entre les mains les fameuses lettres dont il n'aurait jeté au feu que les copies, et il menace de les publier « si le ministre ne transige pas avec lui ». Une perquisition est faite à son domicile. On trouve dans ses papiers deux lettres signées Billaut et un bon de 125,000 francs, signé de M. de Montalembert, qui représentait le prix de ces lettres. Sandon pressé et vaincu par l'évidence reconnaît que ces papiers sont faux et fabriqués par lui. Arrêté et conduit au Dépôt de la Préfecture, un rapport lumineux de M. Lasègue le déclare aliéné et trace en quelque sorte, comme une prédiction, les grandes lignes de son histoire pathologique. Néanmoins, sur les instances de M. Billaut, Sandon est remis en liberté. Malgré ses protestations et ses promesses, il reprend bientôt son système de menaces et d'injures. Conduit à Mazas, un nouveau rapport de M. E. Blanche le déclare atteint de manie raisonnante et conclut à l'internement. Malgré cela, il est encore rendu à la liberté. Mais, fidèle à son programme pathologique, il dénonce, en 1862, M. Billaut pour détention arbitraire. Une nouvelle expertise médicale commet MM. Foville père, E. Blanche et Tardieu. Le 18 novembre 1862 le rapport des experts établit les progrès faits depuis un an dans l'évolution de la maladie de Sandon. Déjà il est question de troubles cérébraux, de vertiges et de phenomènes physiques se produisant du côté des centres nerveux. Il est déclaré irresponsable, dangereux, et justiciable de l'asile d'aliénés.

Le préfet de police le fait interner à Charenton, où il retrouve son calme et dissimule si bien son état que le médecin adjoint, M. Rousselin, fait à son sujet un certificat dubitatif.

Par la suite, M. Calmeil, médecin en chef, se montre plus affirmatif, et constate le désordre moral de Sandon, son orgueil excessif, sa disposition à travestir la vérité et à se faire redresseur de torts imaginaires, s'en prenant à tous de la situation qui lui est faite, aux juges, aux médecins, aux hommes d'Etat, qu'il traite de misérables sans probité.

Le 19 février 1864, sa pétition au Sénat est rejetée. Aussi, il ne se contient plus et accuse tout le monde. Il écrit lettres sur lettres à l'empereur, à l'impératrice, aux ministres, etc. Ses plaintes sont également rejetées en conseil d'Etat, et un nouveau rapport de MM. Parchappe, Mitivié et Baillarger conclut au maintien de l'internement. Ce rapport constate le progrès qui s'est fait dans les conceptions délirantes de Sandon, ses idées d'orgueil, de haine et de vengeance, un certain penchant au suicide, un affaiblissement plus marqué du jugement et du sens moral, qui le rend « irresponsable de ses actes ».

Vers cette époque, Sandon s'est plaint de douleurs dans la jambe gauche, douleurs qui se réveillent à intervalles variables, et qui sont assez pénibles à supporter.

La séquestration de Sandon préoccupe vivement l'esprit public, la presse se passionne, et les bruits les plus absurdes sont mis en circulation.

Le 19 mai, après une plaidoirie de Me Jules Favre en faveur de son ancien confrère, le tribunal décide son maintien à Charenton. Sandon persiste à exprimer les mêmes idées et à formuler les mêmes accusations; il le fait en termes suivis et colorés, appuie ses récits des conceptions les plus mensongères, et les défend avec la conviction de la vérité. Il ne peut supporter la moindre contradiction et manifeste une très haute opinion de lui-même.

Le 20 août, la cour de Paris confirme le jugement du 17 mai, qui maintient le malade à Charenton. Sandon est découragé et il parle souvent de suicide; mais il recommence bientôt à écrire, à injurier et à menacer. Sur ces entrefaites M. Billaut meurt. Le parquet, sur une lettre de Sandon, commet encore trois médecins experts, et le 22 février 1864 MM. Mitivié, Blanche et Calmeil déposent leur rapport. Sandon est déclaré incurable, comme devant rester toujours à la merci de ses préoccupations délirantes, mais ne présentant pas de danger pour la sécurité des personnes. « Il pourrait vivre avec un frère qui habite la province, et sous la surveillance de l'autorité, qui se réserverait de prendre toutes mesures nécessitées par sa conduite ultérieure. »

Le 20 mars, « il sort de Charenton non guéri » (Calmeil). Cet essai imposé par les circonstances est naturellement infructueux, Sandon reste soumis à la fatalité pathologique qui pèse sur lui; pendant un an il erre en liberté, récriminant, sollicitant, importunant. Le 31 mars 1865 il adresse une nouvelle pétition au Sénat, réclamant une réparation matérielle et morale contre MM. Tourangin et Haussmann. « La justice est plus populaire que la gloire, même en France, car elle s'adresse à des intérêts plus nombreux, plus réels, plus sacrés. La justice doit être notre gloire. »

Le 9 mai 1865, Sandon intente un procès à MM. Tardieu, Foville père, E. Blanche, Mitivié, Parchappe et Baillarger, et leur réclame 600,000 fr. de dommages-intérêts. A l'audience il plaide lui-même sa cause en termes violents, agressifs et injurieux contre l'administration, les médecins, les juges, le procureur, le préfet de police, les sénateurs, etc. Le tribunal le condamne aux dépens et interdit le compte-rendu des débats. Sandon fait alors imprimer sa défense à Bruxelles et la fait distribuer à profusion dans Paris.

Le 29 mars 1866, par l'intervention de M. de Persigny et autres personnages importants, Sandon reçoit 10,000 fr. sur les fonds secrets. Cette concession inexplicable ne fera qu'encourager Sandon dans la voie de ses revendications et de ses procédés d'intimidation.

Le 22 septembre 1866 il est arrêté et conduit à Mazas. Les menaces et les injures se sont adressées cette fois à M. Rouher, qui a remplacé M. Billault. Il a pénétré au château de Sercey pour réclamer l'argent et la place que le ministre lui aurait promis, et publiquement l'a menacé d'un revolver.

Le 28 décembre, une commission médicale, composée de MM. Béhier, E. Blanche et A. Voisin, est nommée à l'effet de constater judiciairement l'état mental de Sandon. Le rapport se termine ainsi : « Les soussignés ont constaté que cette fois, à propos des menaces adressées à M. le ministre d'Etat, Sandon a suivi la même marche, mis en œuvre le même ordre d'idées et employé les mêmes formules que celles dont il s'était servi lors des circonstances antérieures et tout à fait analogues.

« M. Sandon, dans l'opinion des soussignés, est donc un aliéné. Ils pensent que la forme d'aliénation dont il est atteint doit être dénommée une « *manie raisonnante*, » au milieu de laquelle certaine exagération orgueilleuse se fait jour.

« Le désordre est dans les actes et dans les conceptions comme dans les espérances chimériques du malade, quelque sensés que paraissent les discours dont il est loin d'être avare. »

Sur ce rapport, une ordonnance de non-lieu est rendue. Sandon sort de Mazas. Il promet de respecter la personne de M. Rouher, s'engage à ne plus écrire et à se faire oublier.

Le 24 août 1870, Sandon entre à la maison municipale de santé, dans le service de M. Besnier, à la suite d'accidents congestifs évidents, avec état saburral des voies digestives. Le malade présente de la congestion de la face, un certain embarras de la parole, de la faiblesse dans les membres inférieurs. On constate en même temps plus d'incohérence dans les idées et de désordre dans les actes.

A la suite d'un traitement approprié, ces symptômes s'amendent peu à peu, et Sandon sort de la maison de santé affaibli physiquement, et surtout intellectuellement.

Le 26 octobre 1872, Sandon, qui revenait d'un voyage en Angleterre, où il s'était rendu pour présenter de nouvelles réclamations près de l'ex-famille impériale, tombe sans connaissance dans la rue, en face le Palais-de-Justice. Il est ramassé, reconnu et transporté à l'Hôtel-Dieu, où il meurt le même jour, dans le service de M. Hérard, à l'âge de 49 ans.

L'autopsie faite par le Dr Liouville, assisté des internes du service, constate les faits suivants, que nous résumons :

Le cœur est volumineux. Il existe une hypertrophie notable, surtout pour le cœur gauche, où se retrouvent les traces d'une endocardite ancienne.

Les poumons sont le siège d'une congestion apoplectique très intense.

L'aorte présente, à son origine et à la face interne, des plaques scléro-athéromateuses.

Le foie, volumineux, présente un certain degré de cirrhose.

Lss reins indiquent également un commencement de lésions de leur parenchyme.

On voit que les lésions du système circulatoire, pour la cavité thoracique et abdominale, occupent une place appréciable; mais c'est la cavité crânienne qui va nous fournir des renseignements précieux, par l'observation de lésions anciennes et de celles toutes récentes, qui ont amené la mort.

Les désordres anciens comprennent des modifications des artères, des méninges et des deux substances du cerveau.

Les artères ont leurs parois épaissies,la basilaire surtout.

Les méninges sont également épaissies, ont perdu leur transparence,et présentent une certaine rigidité. Elles adhèrent à la substance grise et reposent sur un fond rouge et grenu, surtout sur la convexité de l'hémisphère cérébral gauche. Enfin, on se trouve en présence de signes multiples d'une méningite chronique.

Les coupes pratiquées dans la substance cérébrale revèlent l'existence de foyers apoplectiques nombreux et considérables. On a pu compter sept de ces foyers, quatre à gauche et trois à droite, intéressant la substance blanche et la substance grise; les plus considérables atteignant les circonvolutions. Le plus volumineux existait dans le corps strié gauche, où l'on distinguait une perte de substance très notable. Autour de ces foyers, existait une zone accusant un travail d'inflammation lente et ancienne.

Les lésions récentes sont caractérisées surtout par l'existence d'une grosse apoplexie dans l'intérieur de la protubérance annulaire et s'irradiant vers les pédoncules cérébelleux moyens des deux côtés.

L'examen du sang de ce foyer, large de plus de trois centimètres, indique d'un façon irrécusable sa récente extravasation.

Il y a encore à noter l'existence de sérosité sanguinolente dans les ventricules et de suffusions sanguines intraméningées évidentes, surtout sur les parties latérales des hémisphères cérébraux, comme aussi sur le cervelet.

De plus, les vaisseaux sont gorgés d'un sang noirâtre coagulé, et leur volume est plus du triple que celui de l'état normal.

Cette observation se passe de commentaires, elle s'ajoute comme un corollaire naturel à notre description ; c'est pourquoi nous avons tenu à la reproduire en en empruntant les principaux éléments à l'ouvrage publié en 1877 par M. Legrand du Saulle sur les signes physiques des folies raisonnantes.

Observation II.

Observation de l'abbé Paganel. Autopsie. (Résumé.)

(A. Voisin. Annales médico-psychologiques, séance du 29 janvier 1866.)

Le 15 mai 1850, entrait à l'asile de Bicêtre, dans le service de M. Félix Voisin, le nommé Paganel, prêtre interdit, âgé de 50 ans, né à Aubin (Aveyron).

Les antécédents au point de vue de l'hérédité ne sont pas nettement établis.

Dès sa jeunesse, l'abbé Paganel avait présenté un caractère étrange, une disposition à la controverse et à la contradiction, unis du reste à une grande intelligence et une facilité d'élocution et d'exposition remarquable. C'est ainsi qu'il s'est fait connaître au séminaire de Saint-Sulpice, où il est entré en 1819, à son arrivée à Paris.

Reçu prêtre en 1824, il se fait remarquer, dès le début de son ministère, par son originalité et les audaces de son langage. Il publie, sur Lamennais, une brochure qui a un certain succès; mais peu après, il se fait rappeler à l'ordre par l'archevêque de Paris, pour ses excentricités.

En 1830, Mgr de Quelen prononce contre lui l'interdiction, en raison de sa conduite et de ses actes extravagants. De ce fait date sa haine contre l'abbé Trévaux, secrétaire de l'archevéché, auquel il attribue la mesure prise contre lui. Il commet alors un acte absolument déraisonnable, en l'accusant, dans un libelle qu'il publie, d'avoir volé le trésor de Notre-Dame, de connivence avec l'archevêque.

Condamné, pour ce fait, à un emprisonnement de huit mois, il tint devant le tribunal le langage le plus éhonté. Son temps fini, il vécut misérablement d'articles de journaux et de brochures, jusqu'en 1850. A cette époque, il fut arrêté pour avoir insulté, en pleine Assemblée nationale, l'abbé Lamennais, et fut amené à Bicêtre, sur un certificat du docteur Felix Voisin, qui porte que Paganel « est atteint de lypémanie et se croit victime des machinations des prêtres ». Dès son entrée, le malade proteste par toutes les voies contre sa séquestration ; sans relâche il parle, écrit et menace tout le monde. C'est l'archevêque de Paris et surtout l'abbé Tresvaux qui ont ourdi une conspiration contre lui, et tous autour de lui, médecins, magistrats, directeur, élèves, s'en font les complices.

Le 8 juillet 1850, son père réclame sa sortie, le considérant lui-même comme « la victime d'injustes persécutions ». Sur le rapport du médecin, le préfet refuse d'abord la sortie.

Mais le 21 octobre, sur une nouvelle requête du père,

Paganel, déclaré aliéné, mais non dangereux, est mis en liberté.

Le 26 janvier 1854, il est ramené à Bicêtre, par un arrêté du préfet de police, à la suite d'accusations multiples, de diffamations et d'actes déraisonnables.

Amélioré après un court séjour, il obtient de nouveau sa sortie.

Le 13 janvier 1857, il est de nouveau arrêté et enfermé pour la troisième fois à Bicêtre. On fait un nouvel essai de sortie le 15 mai 1857, mais inutilement; le 19 mai il est réintégré à Bicêtre, sur un certificat de M. Lasègue, pour n'en plus sortir.

Pendant toute cette période, son délire reste identique, il s'est seulement généralisé avec le temps, ses accusations se sont adressées à toutes les personnes de son entourage qui, pendant ce laps de temps, ont passé sous ses yeux. Il n'a cessé de protester, par ses paroles et par ses écrits en quantité considérable, de l'intégrité de sa raison, et souvent avec une éloquence et une apparence de logique et de vérité capables d'en imposer dans un milieu différent.

Le 17 janvier 1866, Paganel mourait, après être resté trois jours dans le coma.

Six mois avant sa mort, il avait eu une légère hémiplégie à droite.

L'autopsie faite par M. A. Voisin, assisté des internes du service, révèle l'existence d'une méningite chronique : méninges épaissies et présentant des taches opalines, adhérences peu marquées; la substance grise est intacte. Entre la pie-mère et l'arachnoïde la sérosité est plus abondante qu'à l'état normal; l'arachnoïde elle-même est épaissie et a perdu sa transparence. A la base, les artères sont athéromateuses, la basilaire surtout. L'artère sylvienne est également athéromateuse.

Les coupes pratiquées dans la masse cérébrale font découvrir un foyer circonscrit et déjà ancien, rempli de sérosité dans le noyau extraventriculaire du corps strié droit. La partie supérieure du corps strié gauche présente également un foyer de ramollissement plus étendu que le premier. La partie antérieure du corps calleux est également ramollie et se dissocie sensiblement sous un filet d'eau. La moelle a conservé son intégrité. L'inspection des autres organes dénote surtout un état athéromateux de l'appareil vasculaire. Le cœur est hypertrophié. Le foie et la rate offrent une apparence cirrhotique au premier degré.

Observation III.

Extraite d'un rapport médico-légal sur l'état mental d'un individu excentrique, aliéné persécuteur.

(MM. Bayard, Jacquemin et Tardieu, 4 juin 1845).

Le sieur Louis Buchoz-Hilton, âgé de 57 ans, né à Metz d'une assez bonne famille, a eu un frère plus jeune que lui aliéné et mort à Bicêtre. Les antécédents de Buchoz sont caractéristiques : dès l'année 1816 il était l'objet de poursuites judiciaires pour escroquerie, vagabondage, diffamation et dénonciations calomnieuses. Sa vie tout entière s'est passée dans le désordre; il change continuellement de profession, passant par des alternatives de succès relatifs et de revers. Il se prétend lié avec tous les personnages éminents de son temps.

En 1830, il se met à la tête d'un corps de volontaires et se décore du titre de colonel. Après le rétablissement de l'ordre, il prétend avoir droit à une indemnité, qu'il fixe lui-même à 300,000 fr., et à partir de ce moment se pose en créancier obstiné de l'Etat et du roi, qu'il va poursuivre incessamment de ses réclamations et de ses menaces. Il inonde le public de ses écrits sans nombre et se donne lui-même en spectacle dans les rues de Paris, se plaignant d'être constamment poursuivi par les agents du pouvoir.

En 1844, il passe en Angleterre, adresse une supplique à

la reine, demandant l'autorisation d'appréhender S. M. Louis-Philippe, son créancier, à son arrivée sur le sol anglais. Il écrit dans ce sens un nombre considérable de lettres, brochures et pamphlets et se fait arrêter pour ce fait, à son retour en France. Il déclare du reste qu'il souhaitait son arrestation, qu'il a besoin d'un jugement et veut paraître en cour d'assises. En présence des médecins qui l'interrogent, il proteste de son état de santé et de son entière lucidité et demande des juges et non des médecins pour exposer ses griefs et répondre aux questions qui lui seront posées. Pendant toute sa détention, Buchoz persiste dans ce système et ne cesse d'écrire aux membres du parquet et à toutes les autorités, pour demander sa comparution en justice.

En résumé, dit le rapport, qui conclut à un internement dans un établissement d'aliénés : « Prédisposition native probablement héréditaire, conduite déréglée dès le principe, existence entièrement livrée au désordre depuis plus de trente ans ; élévation d'un moment, qui rend plus violente la secousse de la chute, désir persistant de se signaler, fut-ce par le scandale et le ridicule ; excentricités et violences de tous les instants ; erreur constante touchant ses intérêts ; complots et poursuites chimériques, écrits pleins d'extravagances et d'injures amoncelées ; instinct de défiance et de dissimulation ; réticences volontaires indiquant les idées les plus fausses, bien qu'exposées avec un certain brio et une lucidité apparente ; tels sont les principaux traits que nous ont offerts la vie, les actes, le caractère et l'intelligence de Buchoz-Hilton.

Il n'est pas fait mention d'hallucinations ni de troubles de la sensibilité générale.

Observation IV.

(Extraite d'un rapport de M. Tardieu).

Manie raisonnante avec délire de persécutions. (Séquestration à maintenir.)

Allard (Michel), âgé de 46 ans, prêtre catholique, ancien missionnaire en Géorgie, exalté, violent, se plaignant depuis 1860, époque de son retour du Caucase, d'avoir été victime de mauvais traitements et de spoliation de la part des autorités russes, a adressé, en 1861, une pétition au Sénat, laquelle a été renvoyée au ministère des affaires étrangères, s'est présenté, nombre de fois, dans les bureaux de ce département, pour s'enquérir de la suite donnée à ce renvoi, paraît s'être servi de ce prétexte pour prolonger son séjour à Paris, nonobstant un arrêté du mois d'août 1861, qui lui a interdit le séjour du département de la Seine, pendant deux ans.

Attaché, en dernier lieu, sur l'invitation de l'archevêché, à la paroisse Saint-Germain-des-Près où il s'est bientôt fait remarquer par ses allures étranges, sa manière singulière d'officier, l'élévation anormale de son chant, les scènes violentes auxquelles il se livrait, même dans la sacristie, et au moment de monter à l'autel ; devenu un objet de répulsion pour les autres membres du clergé de la paroisse et particulièrement pour le curé, qui ne le tolérait que par suite de l'invitation de l'autorité diocésaine, laquelle n'avait vu en lui qu'un ecclésiastique malheureux et dénué de toutes ressources.

Soumis à une surveillance exacte de la part de l'administration de la police, il a été remarqué plusieurs fois sur le passage de l'empereur, en proie à une certaine agitation, a parlé à plusieurs reprises de se venger à la façon de Verger.

Au moment de mettre à exécution contre lui l'arrêté qui

lui interdit le séjour du département de la Seine, l'administration a cru devoir, préalablement, faire examiner son état mental; et sur un certificat du Dr Lassègue du 14 février 1863, est intervenu l'arrêté du placement à Bicêtre.

L'abbé Allard s'est adressé à MM. Jules Favre, E. Picard, etc., pour demander leur intervention à l'effet d'obtenir son élargissement. Il se prétend persécuté par la police française, qui ne ferait, en agissant ainsi, qu'épouser les rancunes de la police russe.

C'est dans ces circonstances que le parquet m'a chargé de l'examiner et de constater son état mental et que je le visitai.

Le certificat de placement était ainsi conçu :

« A 46 ans, manie raisonnante avec idées prédominantes de persécutions exercées contre lui par la police russe. — Excitation. — Loquacité. — Menaces contre la police française qui aide la Russie. — Ferme résolution de faire valoir ses droits par tous les moyens. — Idées peu suivies; assez de lucidité en dehors des eonceptions prédominantes.

Au premier abord, dès ma première visite, je constate l'attitude caractéristique du sieur A... Il se dandine, se regarde dans sa glace avec un ricanement continuel et s'occupe d'accommoder sa barbe et ses cheveux. Il parle de ses blessures sans pouvoir en montrer une seule et revient sans cesse à ses démêlés avec la Russie. Il vante sa chasteté que personne n'a mise en question, se dit suivi par la police dès le premier jour où il est revenu en Franee, il y a deux ans. Plusieurs fois il a apostrophé des gens par qui il se croyait suivi. Il prétend que c'est à tort qu'il a été accusé d'avoir des pistolets sous sa soutane; quant à l'excentricité de son costume qui consistait en une cotte bleue, il dit qu'au Liban les missionnaires allaient tout nus. Interrogé sur la manière dont il officiait, il répond qu'à l'église le prêtre doit chanter. Reprochez-lui, ajoute-t-il, de voler ou de coucher avec des filles, mais non de chanter.

Il était impossible de méconnaître dans cet état les caractères d'une manie raisonnante, avec délire de persécutions qui justifient les mesures prises à l'égard du sieur A.

Observation V.

Exemple d'un persécuteur amoureux.
(Observation empruntée au Dr Taguet. Les aliénés persécuteurs.)

(Annales médico-psychologiques, 5e série, t. XV).

M. X... entre comme précepteur dans une des plus grandes maisons de France, grâce à de puissantes et hautes recommandations. L'accueil bienveillant dont il fut l'objet de la part de la princesse de..., lui fit espérer qu'il pouvait gagner son cœur. Le roman d'un jeune homme pauvre passa tout entier devant ses yeux, il n'en fallait pas davantage. Un jour que la princesse était occupée à écrire, penchée sur son bureau, X... s'oublia jusqu'à déposer un baiser sur son cou. L'offense était grande, mais ne pouvait monter jusqu'à elle; le mari qui en fut informé ne s'en inquiéta pas davantage.

M. de ... meurt, le cœur de la princesse est libre. Qui sait! On a vu, dit-on, des rois épouser des bergères. X... ne voit pas pourquoi un roturier sans fortune n'épouserait pas une grande dame.

A partir de ce moment, il écrit des lettres étranges, insensées à la princesse, protestant de la pureté de ses sentiments et revenant constamment sur cette vieille histoire du baiser. Cette correspondance ferait des volumes si nous en jugeons par le malade lui-même qui écrit à M. l'avocat général pour se plaindre qu'une lettre de 18 pages est restée cachetée entre les mains du père L...

M. X... consent à s'éloigner de Paris, où il revient presque aussitôt. La princesse lui ayant fait consigner sa porte, il s'installe dans une maison qui lui permet d'épier ses moindres mouvements ; le jour il la suit dans les églises, dans les magasins, dans les rues. Un soir, posté sous la porte cochère, il est assez heureux, grâce à l'obscurité, pour ouvrir les portières de sa voiture, et s'y jeter ; il couvre de baisers brûlants les mains de la princesse ; la lumière se fait, X... reconnaît la femme de chambre dans l'objet de sa flamme. La nuit il jette du sable, des petits cailloux contre les fenêtres de son appartement.

Sur les plaintes de M. le duc de ....,, beau-frère de la princesse, X... est séquestré d'office et soumis à l'examen de M. le docteur Lasègue.

« Mes constatations, dit l'éminent professeur, furent longues. Dans toute science il y a une partie plus vive, en quelque façon, qui touche, qui attire plus complètement celui qui s'occupe de cette science. Tout géomètre, tout médecin ne s'occupe pas également de toutes les parties de la géométrie ou de la médecine, il faut un choix.

« J'étais en ce moment dans cette disposition d'élection spéciale à l'égard d'une catégorie jusqu'ici mal décrite des maladies mentales, j'étais en face du délire persécuteur, si fréquent cependant. Je l'avais beaucoup étudié. J'attendais une occasion nouvelle de l'étudier encore, et ce fut à la fois avec un sincère appétit de la science, et dans le but également d'accomplir un devoir que j'abordai l'examen de l'état mental de X... Je voulais me faire une conviction rationnelle, je vis, je revis X... Je demandai un délai pour me prononcer. »

A l'asile de Ville-Evrard X... se pose en victime, en amant malheureux ; il aime, et il est aimé ; la preuve, c'est que la princesse ne l'a pas congédié après la mort de son mari. Il y a plus. Comment expliquer cet attrait irrésistible qu'ils éprouvaient l'un pour l'autre, ces mouvements de projection du bassin en avant, ces spasmes nerveux que Mme de ..... éprouvait en sa présence, ce langage poétique et mystérieux dont la pression du pied faisait tous les frais? De quel nom appeler le fluide qui courait dans leurs doigts lorsqu'ils se recontraient? D'un autre côté, comment comprendre, après tous ces signes d'affection, que la princesse se refuse à le recevoir et vienne solliciter l'appui de son beau-frère contre les poursuites de X...? Mystère!

Rendu à la liberté, son premier soin fut de poursuivre MM. le duc de..., les docteurs Lasègue et Girard de Cailleux, pour séquestration illégale, réclamant 100,000 fr. de dommages-intérêts. La raison qu'il donne pour prouver la sanité de son esprit est admirable : « A Ville-Evrard, dit-il, on ne m'a jamais fait subir aucun traitement. » Il perd son procès.

La guerre de 1870-1871 terminée, X..., qui a eu l'honneur de servir comme capitaine de mobilisés, ce qui établit pour lui un certificat de non-aliénation mentale, fait appel du jugement qui l'a condamné et demande à plaider lui-même sa propre cause. Dans une longue lettre à M. l'avocat général Aubépin il se plaint de tout le monde et un peu de tout, de l'avocat de la partie adverse, qui l'a traité « du dernier des hommes, de MM. le duc de ....., Lasègue et Girard de Cailleux, de la loi du 30 juin 1838. « Ma séquestration, écrit-il, est un fait monstrueux, que rien ne peut justifier. Toutes les règles du droit ont été violées. Si j'adresse un reproche aux médecins, ils répondent : C'est la justice qui a fait le coup. Si je m'adresse à l'administration, on dit : Ce sont les médecins qui sont seuls coupables, mais ils étaient de bonne foi. Il faudrait pourtant bien s'entendre. Une enquête, on le voit, est nécessaire.... En dehors de mon affaire personnelle elle aura pour résultat de prouver que sous la garantie de la loi de 1838 il se commet des actes arbitraires et inouïs, plus fréquents qu'on ne le pense. Aucune séquestration arbitraire n'a eu lieu, dit-on, depuis que la loi existe; la preuve, c'est qu'il y a eu déjà bien des procès que l'administration et les médecins ont toujours gagnés. A cela je réponds : Parce que l'on met celui qui a subi l'épreuve la plus cruelle à laquelle on puisse soumettre un homme dans l'impossibilité de se justifier. »

Le 29 janvier 1872 M. X... perdait en appel ; il n'est pas à croire qu'il pousse le délire jusqu'à se pourvoir en cassation. Qui sait, cependant? M. le duc de ..... le principal accusé, protégé par deux arrêts des tribunaux, n'a plus à craindre ses importunités et ses persécutions ; il n'en est pas de même des médecins aliénistes. M. X... s'est constitué le chevalier errant, le protecteur des aliénés ; on le trouve partout où il est question de malades et de maladies. Des cours publics s'établissent à Sainte-Anne, il y court ; il y glose si fort que l'administration supérieure entend ses cris, et les cours sont suspendus ; il s'en attribue toute la gloire. Chaque année le conseil général de la Seine discute le budget des aliénés et les questions incidentes qui s'y rattachent : il n'a garde de manquer une séance.

Observation VI.

Observation extraite d'un rapport de M. Marc sur l'état mental d'un sieur V..., soumis à son examen après s'être livré à des voies de fait sur la personne d'une dame M... (résumé).

Le sieur V... est un jeune homme d'une grande vivacité d'esprit, s'exprimant avec volubilité et une facilité de parole non exempte de prétention. Il est, du reste, orgueilleux, plein de confiance en lui-même, et se croit appelé aux plus hautes destinées. Il vit cependant retiré, et passe la plus grande partie de son temps à écrire. Il a écrit entre autres et répandu une brochure où il se constitue le défenseur du ministre, dont il se prétend le plus ferme soutien. Il montre à ce sujet une lettre de remerciements de M. de Montbel, et déclare que sa position était faite sans l'intervention de la dame M..., qui a brisé sa carrière.

Sa haine contre Mme M... remonte à une époque où il

lui avait prêté une somme de 500 fr., qu'il reconnaît lui avoir été rendus, et même au delà; mais cette dame M... s'est montrée ingrate; elle l'a trompé, ruiné, elle a détruit son avenir, etc. Il ne sort pas de ces accusations vagues, et ces motifs ont suffi pour le pousser à des actes de violence vis-à-vis de la dame M..., qu'il a frappée deux fois : une fois d'un coup de pied « dans le derrière », une autre fois à la tête avec un corps contondant, au moment où elle montait en voiture.

V..., du reste, ne manifeste aucun regret de ce qu'il a fait, et ne veut pas s'engager à s'abstenir de nouvelles violences s'il était rendu à la liberté.

Le rapport de M. Marc conclut en ces termes :

« Les divers entretiens que j'ai eus avec le nommé V... et l'examen que j'ai fait de sa personne me semblent établir, par la vivacité de sa parole, par son maintien, par la nature de ses discours et de ses actes, par une brochure, entre autres, qu'il a publiée en faveur du ministère :

1° Qu'il existe chez V... une prédominance d'idées d'ambition fondée sur le mérite qu'il se suppose;

2° Que de cette source a découlé l'idée qu'il s'est faite des prétendus torts de la dame M... à son égard, idée qui l'a exalté et qui l'exalte encore, au point de le porter aux excès les plus répréhensibles envers cette dame;

3° Que la meilleure preuve de cette exaltation délirante consiste en l'absence de tout repentir, comme aussi dans le refus de promettre qu'il changera de conduite, et, enfin dans le peu de gravité des torts qu'il reproche à madame M..., comparés au degré de ressentiment qu'ils ont fait naître en lui;

4° Que loin de vouloir feindre un trouble des fonctions intellectuelles, V... cherche, au contraire, à combattre tout soupçon qu'on pourrait élever contre son intégrité mentale.

Je pense, en conséquence, que le nommé V... ne saurait

être considéré comme parfaitement sain d'esprit; mais que si son état mental ne permet pas de le regarder comme jouissant pleinement de sa liberté morale, il ne serait pas non plus prudent de lui permettre de rentrer dès à présent dans la société, et qu'il devra être l'objet d'une surveillance assez sévère pour qu'il ne puisse compromettre la sûreté d'autrui ; enfin que cette surveillance devra être maintenue jusqu'à ce que, par des soins physiques et moraux, on ait rétabli la raison de l'inculpé. Signé, MARC.

OBSERVATION VII.

Exemple d'un hypochondriaque qui devient persécuteur et commet une tentative de meurtre sur son médecin. (Extrait d'un rapport médico-légal sur l'état mental de l'inculpé, 23 janvier 1839)

Alexis Bourgeois, cocher, âgé de 44 ans, détenu à la Force, est inculpé d'avoir le 18 janvier, tenté de commettre un assassinat sur la personne de M. Bleynie, docteur en médecine, demeurant rue de Bercy, n° 15, parce que ce médecin l'aurait mal soigné, il y a une douzaine d'années.

Le rapport des médecins constate que Bourgeois ne présente rien de particulier. Sa conversation est suivie et ne dénote pas au premier examen de dérangement dans les facultés mentales. Cependant, il a une idée fixe sur laquelle il revient constamment et qui depuis seize ans le poursuit, le domine, et est devenue le mobile de toutes ses actions, et le point de départ de l'acte pour lequel il a été incarcéré.

Il y a seize ans, dit-il, il a gagné une «fraîcheur» dans les intestins pour laquelle il a consulté différents médecins, dont le traitement lui a été plus nuisible qu'utile. Il s'est adressée entre autres, à M. Bleynie qui lui a prescrit des bains chauds, puis des bains de rivière qui n'ont fait qu'empirer son mal et lui ont même donné une maladie nouvelle, tandis que des bains de vapeur l'auraient guéri... Désormais le délire de Bourgeois est constitué: sans cesse en proie à ses préoccupations hypochondriaques, il essaie inutilement de tous les remèdes, et en vient à des projets de vengeance contre les médecins, et en particulier contre M. Fiévé et surtout M. Bleynie qu'il considère comme l'auteur de tous ses maux. Il y a dix ans, il le rencontre dans la rue, et à sa vue, il ne peut se contenir : « Voyez, lui crie-t-il, dans quel état vous m'avez mis avec vos maudits bains de rivière. » Et il accompagne ces reproches, d'injures et de gestes menaçants. Cette animosité, loin de s'affaiblir, ne fait que croître avec le temps ; il y a trois ans, poursuivi par son idée fixe de vengeance, il achète un poignard, et se place à diverses reprises sur le passage de M. Bleynie, mais après trois mois d'hésitation, il fait l'achat de pistolets « qui valent mieux, dit-il, que le couteau ».

Cette fois son projet de meurtre est mûri. Il l'a préparé de longue main, il a lui-même fondu les balles du pistolet. L'exécution va suivre. Il guette M. Bleynie, l'attend sous sa porte cochère, et fait feu deux fois sur lui sans l'atteindre, au moment où il descend de sa voiture.

Bourgeois arrêté, ne simule rien, et n'exprime d'autre regret que celui d'avoir raté son coup, il va même jusqu'à déclarer que s'il était libre, il recommencerait. Ce n'est que plus tard, dans le but d'obtenir sa liberté, qu'il se dit suffisamment vengé, et que, puisque M. Bleynie n'est pas mort, c'est tant mieux pour lui, que lui, est satisfait.

Le rapport signé de MM. West, Ollivier et Jacquemin déclare Bourgeois dangereux et conclut à un internement indéfini dans une maison d'aliénés.

Ce malade offre bien les caractères que nous avons attribués aux persécuteurs raisonnants, à aucune époque il n'a présenté d'hallucination d'aucun genre, car je ne crois pas qu'on puisse faire rentrer dans cet ordre de faits, les préoccupations hypochondriaques qui l'ont sans cesse obsédé.

Sous l'empire de ses préoccupations, il a changé plusieurs fois de profession, et ses écrits traduisent toujours la même idée fixe : « Pauvres malades, ne vous fiez jamais aux médecins, ce sont des ignorants, des assassins qui ont le droit de tuer qui bon leur semble ; si vous allez leur dire qu'ils se sont trompés, ils vous rient au nez, et vous traitent de fous. Dix ans de galères ne seraient pas trop pour les punir. »

Une autre fois, il écrit : « Fiévé est un gueux, un scélérat, je le tuerai. »

Puis cette autre phrase : « C'est un coup du ciel que je ne sois pas encore mort de la main des médecins, j'étais réservé pour découvrir leurs crimes et les punir. »

A ces traits, se joignent chez Bourgeois un grand contentement de lui-même et une vanité inconcevable. Il croit que les femmes ne peuvent le voir sans concevoir pour lui des sentiments d'amour, mais il s'est séparé de la sienne qu'il rendait malheureuse, parce qu'elle ne voulait pas admettre ses griefs, s'incliner devant ses idées et partager ses rancunes. En un mot, Bourgeois est un hypochrondriaque persécuteur qui rentre dans la catégorie que nous avons définie.

Observations VIII et IX (Empruntées au Dr Taguet).
(Annales médico-psychologiques.)

Observation VIII.

M. C..., professeur, a débuté dans la vie par faire à son père une opposition systématique sur ses sentiments religieux, qu'il croyait inspirés par les pères jésuites. Il jure haine mortelle à cet ordre, avec qui il n'a jamais été en relation, et se promet de chercher toutes les occasions de le dénoncer au mépris et à la vindicte de l'humanité dont il le retranche sans autre forme de procès.

Au mois de juillet 1868, dans un discours prononcé au

Lycée de Lunéville pour la distribution des prix, il déclare la guerre ouverte et commence ses attaques. C'était un peu la mode alors, l'autorité qui n'était pas en cause passa outre sans une enquête. C... trouve bientôt une nouvelle occasion d'exposer ses théories et s'en empare avec empressement : sa haine contre les jésuites n'a fait qu'augmenter. Quelques paroles choquantes à l'égard du gouvernement lui font donner son changement. Dès ce moment, C... ne garde plus aucune réserve, il fait si bien que le ministre Duruy le met en disponibilité.

Il arrive à Paris, où il ne cesse d'écrire au préfet de police pour lui dénoncer les menées des jésuites, et se plaindre des ministres Ollivier et Segris qui laissent ses lettres sans réponse.

Des troubles éclatent à l'école de médecine, au cours du professeur Tardieu. C... y court et profite d'un auditoire nombreux pour exposer ses idées.

Observation IX.

Mme C... avait quarante ans quand elle songea à faire l'essai loyal du mariage, elle se croyait recherchée par un étranger jeune, beau et riche qui habitait un hôtel situé en face la maison où elle était employée comme caissière. Un jour il disparaît ; Mme C..., désespérée, se rend chez le commissaire de police de son quartier et accuse son patron de l'avoir desservie auprès de son amant. Le commissaire de police reste sourd à ses prières ; elle s'adresse au préfet de police, aux tribunaux demande 10,000 francs de dommages et intérêts. Déboutée de ses poursuites, elle reste pendant deux ans toute à ses douleurs. Mme C..., après maintes réflexions, se décide encore une fois à se marier ; même insuccès, mêmes déceptions. B..., d'où vient tout le mal, est poursuivi de nouveau.

Me Jules Favre chargé de sa cause l'abandonne, Me Grandperret la prend. L'affaire était à la veille d'être portée devant les tribunaux lorsque la malade fut séquestrée. Rendue à la liberté, elle ne quitte les cabinets des avocats que pour errer dans la salle des Pas-Perdus du Palais-de-Justice Elle s'arrête enfin à M° Lachaud qui ne peut plaider, une partie de son dossier étant restée entre les mains des premiers avocats. Elle était à la recherche de ses pièces, lorsqu'elle a été séquestrée pour la deuxième fois.

Deux observations empruntées à Casper (Médecine légale ; *manie querulante*).

OBSERVATION X.

Une femme atteinte de la manie des querelles envers son mari.

Ce cas concernait la femme d'un menuisier qui avait injurié la cour de cassation dans des termes obscènes ; elle était l'objet d'une exploration médico-légale pour son état mental, et on nous posa la question suivante : Cette femme est-elle atteinte de monomanie, et par conséquent non responsable ?

Cette femme avait cinquante-huit ans, son extérieur n'avait rien d'extraordinaire, excepté un teint indiquant une maladie abdominale. Dès le commencement de son entretien avec moi, elle commença à se plaindre de son mari, avec lequel elle avait divorcé et qui était l'objet de ses invectives sans nombre devant tous les magistrats. Elle racontait avec une volubilité caractéristique que son mari lui avait volé la somme de 20,000 écus qu'elle avait gagnée à la loterie. Chaque fois que l'on faisait une objection à ses prétentions, elle devenait plus violente. Il est intéressant de remarquer qu'elle citait au hasard des décisions de la cour qui lui étaient tout à fait contraires, et qu'elle les invoquait à l'appui de ses prétentions.

Cette conduite durait depuis quinze ans, et nous ne pouvions hésiter à admettre chez elle une aliénation mentale.

Observation XI.

Manie des querelles provenant de la perte d'un procès.

Le cordonnier K..., lors de la régularisation de son patrimoine, dix ans avant mon exploration, avait eu à payer des frais de procès. Il se présenta au tribunal et jura qu'il ne possédait absolument que les habits qui le couvraient ; mais comme on constata qu'il avait caché une montre d'argent, il fut condamné comme parjure. A partir de ce moment il s'occupa continuellement à déposer des plaintes pour prouver son innocence. (Entre autres choses il disait qu'il n'avait pas parjuré, car il avait juré qu'il n'avait que ce qui était sur lui, et sa montre était dans sa poche.) Ses pétitions devenant innombrables, on demanda l'exploration de son état mental.

Je dis dans mon rapport : « Le cordonnier K..., que je trouvai tranquillement occupé à son travail, est âgé de trente-sept ans, se porte bien, si ce n'est que son visage est un peu pâle. Il n'a pas été difficile de l'amener sur l'objet de l'exploration. Il me raconta avec indignation que son droit avait été lésé lors de la vente de son patrimoine. Il demanda que le procès fut recommencé, et je ne pus lui ôter de l'idée que le président et les juges n'étaient pas aussi injustes et corrompus qu'il le répétait sans cesse. »

Il parlait avait tranquillité et clarté ; mais c'est à tort que l'on en déduirait la lucidité de ses facultés intellectuelles.

Le nombre d'individus de cette espèce est considérable. Ces hommes, naturellement irritables, viennent à perdre un procès, ils se croient victimes d'une injustice, ils vont en appel ; de nouveau condamnés, il leur faut payer les frais, et tous les moyens de se faire rendre justice sont épuisés. Au lieu de se convaincre que leurs prétentions sont erronées, ils font retomber leur malheur sur l'iniquité, la corruption des juges et du gouvernement ; cette animosité contre les tribunaux et le roi passe bientôt à l'état d'idée fixe.

On décida que les injures faites aux magistrats avaient été faites sous l'influence de cette idée fixe, et K... fut déclaré non responsable.

Observation XII.

(Service de M. le Dr J. Falret, à la Salpêtrière).

(Les éléments de cette observation nous ont été fournis par M. Sollier, interne du service).

Madame D..., femme G..., âgée de 52 ans. Entrée le 12 février 1886, actuellement encore dans le service de M. Falret.

La malade n'avoue aucun antécédent nerveux, ni pour elle-même ni pour ses collatéraux. Elle a toujours eu une bonne santé et a eu deux enfants se portant également bien.

Les faits pour lesquels elle a fini par se faire enfermer remontent à huit ans pour les premiers, mais plusieurs autres sont venus s'y joindre depuis. Elle est assez peu explicite à l'heure actuelle et les détails de son histoire nous ont été fournis par sa fille, qui partage d'ailleurs ses idées et les soutient avec plus d'ardeur que la malade elle-même.

Voici à peu près dans quel ordre se seraient succédés les faits pour lesquels il y a eu des plaintes portées par la malade :

Il y a huit ans son mari, piqueur chez le prince d'H... crut qu'un de ses chevaux était mort empoisonné. Ses craintes le firent réclamer l'examen d'un vétérinaire qui ne confirma pas ses soupçons, il n'en persista pas moins à être convaincu de cet empoisonnement et à penser que le vétérinaire avait été payé pour se taire. Cette affaire lui fit quitter sa place et c'est là le point de départ de tout ce qui suivit. Peu de temps après il aurait été appelé auprès de la maîtresse du prince, dont il était l'homme de confiance. Elle lui aurait confié qu'elle allait mourir empoisonnée par la femme du prince d'H... qui avait surpris ses relations avec son mari. Cette femme serait morte quelques jours après. Une déposition fut faite à la police, mais comme elle n'eut pas de suite judiciaire, la malade en conclut que grâce à son nom et à sa fortune le prince d'H,.. avait étouffé l'affaire.

Dès lors, il lui vint à l'esprit que l'ancien maître de son mari cherchait à lui nuire pour se venger, et la difficulté que ce dernier avait à trouver d'aussi bonnes places et à s'y tenir confirmèrent ses idées. Elle accusa donc le prince d'empêcher son mari de trouver à gagner sa vie en disant que c'est lui qui a empoisonné son cheval. De nouvelles plaintes qui n'eurent pas plus de résultat que les premières furent afors lancées par elle, et elle crut plus fermement encore que c'était grâce à leur argent que ceux qu'elle accusait entravaient le cours de la justice.

Il y a trois ans vint à mourir une vieille dame qu'elle connalssait et qui devait, paraît-il, lui laisser 35.000 francs à remettre par l'exécuteur testamentaire. Cette prétention n'étant basée sur rien, elle ne put faire valoir ses droits à cet héritage imaginaire. Elle avoue bien qu'il existe un testament sur lequel elle n'est pas portée, mais elle prétend qu'il est faux et qu'il a été fait après coup pour la dépouiller; quant aux preuves qu'elle avait, elles ont été malheureusement brûlées. Pour poursuivre cette nouvelle affaire, l'argent manquant, elle réclama l'assistance judiciaire : celle-ci lui ayant été refusée, elle écrivit de nombreuses lettres à M. Clément qu'elle accusait de tout le mal et d'avoir été, lui et toute la police, soudoyés pour étouffer ses réclamations.

Ce sont toutes ces plaintes qui l'ont fait conduire à Sainte-Anne, d'où elle a été transférée à Villejuif, et enfin à la Salpêtrière trois mois après.

Elle affirme que les faits qu'elle avance sont vrais et qu'elle et toute sa famille sont les victimes d'une vaste machination dans laquelle elle englobe le prince d'H..., l'exécuteur testamentaire qui l'a frustrée, M. Clément, la police et les médecins commis par la préfecture. Quand on lui demande de préciser et de fournir des preuves de ce qu'elle avance, elle s'embrouille, mélange tous les faits et ne peut s'en tenir qu'à des affirmations personnelles.

Elle est du reste calme, raisonne bien sur tout ce qui ne touche pas au fait que nous venons de relater. Elle travaille avec ardeur pour venir en aide à sa famille. Elle n'est ni gaie ni mélancolique et se contente de protester contre son maintien à l'hospice.

Quand à son état physique, il est excellent. Elle mange et dort bien et ne présente aucun signe visible bien appréciable extérieurement. La ménopause est survenue il y a trois ans sans apporter aucun trouble dans la santé. Elle n'a pas de maux de tête, de congestions céphaliques, elle n'a jamais eu d'hallucinations d'aucun sens ni de la sensibilité générale. Elle n'a ni cauchemars ni terreurs nocturnes et jamais d'accès de colère dans le jour.

Sa fille raconte avec plus de violence les faits relatés plus haut. C'était elle qui écrivait les plaintes sous la dictée de sa mère. Elle proteste avec passion contre son internement. Le père et le fils, ce dernier un peu moins cependant, sont également convaincus de la réalité des faits et de la justesse des plaintes formulées par notre malade se rapportant en somme à plusieurs chefs principaux : empoisonnement d'un cheval, empoisonnement de la maîtresse du patron de son mari, vengeance exercée par ce patron qui l'empêche de se replacer, détournement de l'héritage et enfin véritable machination ourdie par M. Clément, la police et les médecins qui la soignent et l'examinent.

OBSERVATION XIII (personnelle).

(Service de M. J. Falret, à la Salpêtrière).

Madame B. ., âgée de 50 ans, actuellement à la Salpêtrière,

La santé de Mme B... paraît bonne, elle déclare du reste qu'elle s'est toujours bien portée et qu'elle n'a pas à se plaindre à cet égard.

Mme B... paraît intelligente, elle parle avec volubilité et une facilité de parole peu commune chez les personnes de son milieu et de son éducation.

Le 15 novembre 1878, la commune de Saint-Ouen invite les habitants du passage de l'Avenir à faire rehausser le passage à leurs frais. La plus grande partie des propriétaires du passage avaient avantage à cette opération. Quelques-uns au contraire, parmi lesquels Mme B..., voyaient leur maison enterrée par cet exhaussement, et perdre de sa valeur, aussi protestaient-ils contre cette décision.

C'est ce fait qui va servir de point de départ à toutes les réclamations, à tous les actes et à toutes les conceptions délirantes de Mme B...

Elle assigne la commission municipale. Un syndicat est formé avec une commission de 4 membres représentant les intérêts des propriétaires et ceux de la commune. Ce sont ces quatre commissaires qui deviennent les organisateurs « de la bande ». Elle gagne son procès en première instance et en cour d'appel. L'arrêt condamne les commissaires à 2,000 fr. de dommages et intérêts et à faire à la maison de Mme B... les travaux intérieurs et extérieurs pour la remettre en état dans un délai de trois mois. Mais ceux-ci se refusent, dit-elle, à exécuter la sentence, d'accord avec la justice et la police qui ont formé une coalition contre elle.

Le 11 juin 1884, une équipe d'ouvriers terrassiers est

amenée par les experts pour exécuter les travaux. Mme B.. les apostrophe et échange avec eux des injures et des menaces. » Ils étaient soudoyés et faisaient partie de la bande. »

Le 7 juillet 1884, raconte-t-elle, son domicile est envahi, et ses voisins coalisés brisent tout chez elle. Et, par le fait, une partie des gens du passage dont elle s'est fait des ennemis et qu'elle a excités par ses invectives et ses réclamations incessantes, viennent jusque chez elle, et des altercations violentes suivies de rixes se produisent dans sa maison qui est mise à sac.

Au mois de janvier 1886, elle écrit à tous les ministres et fait imprimer ses réclamations pour les répandre et les adresser aux agents du pouvoir; elle accuse la justice, la police et la « coalition des malhonnêtes gens » liguée contre elle. Son mari, d'accord avec elle, signe les papiers.

Le 21 janvier 1886, elle entre à la Chambre des députés, pénètre dans une tribune publique et, en séance, y développe un drapeau en criant : « Justice! » et lance des imprimés au public, aux députés et au président. Sur son drapeau, fabriqué par elle et formé d'une pièce de calicot, était représentée sa maison assiégée, avec cette suscription : « Drame de Saint-Ouen, 7 juillet 1884. Appel à MM. les députés. Invasion de Ballerich et d'une bande d'assassins qu nous ont envahis ? » Les huissiers l'arrêtent, la conduisent à la questure, et elle est remise en liberté. Cet acte était combiné et arrêté d'avance dans sa pensée ; elle en avait même prévenu par lettre M. Grévy, président de la République.

Si on lui demande le but qu'elle se proposait en commettant une action aussi extravagante, elle répond qu'elle voulait faire un éclat, afin d'attirer l'attention sur elle et sur son affaire.

Un mois après le 23 février, elle se fait arrêter chez elle pour avoir affiché sur sa maison « Invasion de Ballerich, l'inl'âme ! Justice ! » Ici, à la Salpêtrière, Mme B... est tranquille, elle attend que justice soit faite, et raconte avec complaisance toutes les péripéties et tous les tourments par lesquels elle a passé. Elle fournit des preuves en abondance pour montrer le bien-fondé de ses griefs et de ses réclamations.

Depuis qu'elle est dans le service de M. Falret, elle n'a jamais présenté d'hallucinations ni aucun trouble de la sensibilité générale.

Elle assure du reste n'avoir jamais rien éprouvé de semblable avant son entrée à l'hôpital.

Quand elle habitait Saint-Ouen, elle allait bien chercher ses aliments à distance, mais c'était par esprit de précaution, se sachant entourée d'ennemis

Elle s'est départie de cette précaution en allant habiter les Batignolles (passage Cardinet), où elle a retrouvé la tranquillité. A Saint-Ouen elle ne pouvait se montrer ou sortir sans être injuriée par ses voisins. Les enfants qu'elle gardait lui répétaient les mauvais propos tenus sur elle par leurs parents ou leurs voisins, enfin elle était sans cesse poursuivie ; aussi, aux Batignolles, cache-t-elle son adresse, et elle se fait adresser ses lettres chez ses parents, à Clichy.

Depuis qu'elle est à la Salpêtrière, elle a reçu la visite de personnes de Saint-Ouen qui faisaient autrefois partie de la « bande » ; mais elle ne lui ont plus montré aucune malveillance et ne lui ont dit aucune injure. Elle explique cela, en disant que « la pièce est jouée » et qu'il n'y a plus lieu de continuer le « manège ». Le commissaire a voulu lui faire signer son désistement dans les poursuites qu'elle exerce contre la commune, mais elle s'y est refusée. Avant son internement, elle s'est nanti de certificats émanant de plusieurs médecins, certificats qui établissent l'intégrité de sa raison ; elle se réserve de les produire plus tard, quand l'heure sera venue.

On remarque dans cette observation une abondance de faits tellement extraordinaire, qu'on a peine à discerner ce qui est réel, de ce qui est du domaine du délire de la malade.

Il est constant, en effet, que son caractère querelleur et difficile lui avait attiré des inimitiés très vivaces et qu'elle a été plusieurs fois menacée et malmenée par ses voisins, aussi portait-elle sur elle un revolver pour se protéger contre les attaques qu'elle redoutait. Son mari du reste, esprit faible et soumis, qui, comme nous l'avons vu, partageait sa manière de voir jusqu'à l'action, a été condamné à trois mois de prison pour avoir blessé une femme dans la bagarre qui s'est produite chez lui le 7 juillet 1884.

Aujourd'hui encore il partage les convictions de sa femme qu'il se refuse à croire aliénée, et persiste à réclamer justice avec elle.

Ceci rentre donc dans la variété de délire à deux, dont nous avons parlé épisodiquement, et qui se rencontre si fréquemment dans cette forme constituée par le persécuteur et l'appoint d'une ou plusieurs personnes de son entourage immédiat.

Observation XIV (1).

(Service de M. le professeur Ball).

J.-Alfred P..., âgé de cinquante sept ans, entré à Sainte-Anne, le 18 juin 1886, et actuellement encore dans le service de M. Ball.

Les antécédents très obscurs du nommé P.. ne permettent pas d'établir qu'il y ait eu des aliénés dans sa famille. P... n'a pas eu d'enfants. Son intelligence est plutôt au-dessous de la moyenne bien qu'avec certains côtés assez développés. Il a, entre autre, une facilité réelle pour le calcul, et fait de tête des additions très compliquées. Quoique paysan et illettré, il a acquis une connaissance peu commune du droit et

(1) Je dois à l'obligeance de M. G. Pichon, interne du service, les renseignements qui m'ont servi à résumer cette observation.

des affaires notariées; c'est ce qui ressort de ses réclamations verbales, écrites ou imprimées, où il expose ses griefs et ses prétentions dans une forme souvent peu compréhensible, mais où on retrouve, lorsqu'on en a la clef, une certaine habileté, jointe a une logique persistante jusque dans les conceptions les plus invraisemblables.

Voici le thème qui a servi de point de départ à toutes les manifestions délirantes chez notre malade. Comme toujours, c'est un fait vrai qui leur sert de base, et dans la suite il est souvent difficile de séparer ce qu'il y a de fondé dans ses récits si complexes, de ce qui appartient à l'invention et à la fantaisie.

Le père de P..., en mourant, fit un partage de sa fortune entre ses deux fils, celui qui nous occupe et son frère aîné. Ce partage fut fait à l'amiable et sans acte notarié pour éviter les frais.

L'accord entre les deux frères dura cinq années. Au bout de ces cinq ans, le frère aîné, profitant de l'absence de pièces notariées, aurait frustré son frère des trois quarts de ce qui lui revenait de l héritage paternel (substitutions de biens, de pièces de terre, etc.).

A partir de ce moment, P..., n'a plus qu'une pensée, se faire rendre justice, et rentrer en possession des biens, qui lui ont été enlevés. Il la retourne, la ressasse et, cantonné dans cette seule idée, arrive à une excitation mentale qui se traduit par les divagations les plus extravagantes. Désormais toute sa vie est dominée par ce fait unique, et il ne reculera devant aucun moyen, même les plus burlesques pour atteindre son but. C'est surtout par voie d'affiches qu'il procède, affiches qu'il compose et imprime lui-même avec un matériel d'imprimerie dont il a fait l'acquisition dans ce but, malgré ses faibles ressources. Il profite de la période électorale pour afficher ses réclamations et se porte candidat pour s'exonérer du droit du timbre. Il avoue lui-même que ce n'était là qu'un subterfuge.

Un cas du même genre a, du reste, été observé pendant les dernières élections à Paris. Un nommé Héeim s'est porté candidat pour couvrir les murs de ses réclamations contre les autorités et les médecins qui le soignaient. Il a continué depuis à distribuer des imprimés dans lesquels il profère des menaces de mort contre le docteur Blanche chez qui il a été interné.

P... s'y est pris de la même manière, persuadé que l'opinion publique lui donnerait raison contre « les arrêts iniques de la cour », il y fit appel dans des affiches placardées sur la voie publique, où il se répandait en invectives contre la justice, les magistrats et les diverses autorités. Il préférait, dit-il, ce moyen comme plus honnête, ne voulant pas agir par la voie des journaux qui lui avaient offert leur concours (1).

(1) Spécimen d'une des affiches apposées sur les murs par A. P. :

Élections Législatives, Candidat citoyen PILTEAU

En ma qualité de Citoyen Français, j'informe le public que dépouillé de mes biens : maisons, fermes, matériel mobiliers et récoltes ; par la magistrature de Mantes (Seine-et-Oise), et confirmé par MM. les Juges et M. Cotelle, président des Cours d'appel, 3e et 5e Chambre de Paris en violant la loi et en faisant préparer de fausses conclusions par les mains criminelles de la bande compromise dans les faits sous-énoncés, je demande justice et la nullité des jugements, des arrêts et fausse liquidation, entachés de dol rendus contre moi en secret en abus de loi.

Il faut que le public connaisse tous ces faits déplorables dont je suis victime. M. le Procureur général refuse de poursuivre la bande de grands voleurs et faussaires et la cour suprême refuse de remplir son devoir même de répondre c'est purement une fabrication de faux jugements et faux arrêts, afin de sauver les coupables et condamner les victimes.

Au rendez-vous des faussaires.

Je tiens toutes les pièces et titres des complots judiciaires à la disposition du public.

Imprimé par Pilteau, 29, Chemin du Hâlage, Créteil.

Depuis son entrée à l'asile, P... met plus de modération dans ses réclamations et s'applique à en démontrer la justesse par tous les arguments en son pouvoir ; il accuse toujours la justice « de ne pas rendre des arrêts justes », et adresse des lettres et suppliques au Préfet de la Seine et aux autorités pour protester de l'intégrité de sa raison.

Chose remarquable, d'ailleurs, P..., comme la malade de la Salpêtrière, Mme B..., qui fait l'objet de l'observation précédente, s'était muni par avance de certificats, émanant de plusieurs médecins, et établissant qu'il n'était pas aliéné. Plusieurs fois nous avons constaté ce fait de la part de malades de cette espèce.

Sans tirer de conclusions des faits que nous venons d'exposer, nous donnerons, pour terminer, les termes du certificat qui accompagnait le malade à son entrée à Sainte-Anne, le 18 juin 1886 :

« Débilité mentale, Malformation crânienne. Asymétrie faciale. Idées de persécution. Réclamations à M, le Président de la République et au Parquet. Plaintes réitérées contre le Président du Tribunal et les juges de M*** qu'il accuse de complicité dans les spoliations dont il se dit victime (Biens vendus sur fausse mise à prix et au moyen de faux actes). Affichage destiné à faire connaître les crimes de la magistrature de M***. Incohérence. Des protestations formulées par écrit il peut, un jour ou l'autre, passer *aux voies de fait.* »

Nous pourrions multiplier les observations puisées dans les auteurs français et étrangers. Nous croyons suffisant le nombre de celles que nous présentons pour montrer que beaucoup de malades, non désignés jusqu'à présent comme appartenant à une variété distincte, peuvent être rangés dans la catégorie que nous avons essayé de déterminer.

Quant aux observations actuelles, il nous est plus difficile d'en produire un grand nombre. Ces malades, en effet, dans les conditions ordinaires de la vie, échappent le plus souvent à l'examen prolongé des médecins ; d'autre part, la discrétion obligatoire dans des cas souvent litigieux, en même temps que la susceptibilité toujours en eveil des intéressés ne permet guère la publicité que pour les faits en quelque sorte jugés, ou qui sont déjà de notoriété publique.

Mais notre but sera atteint si nous avons fourni un point de repère et apporté quelques éléments pouvant servir à des recherches nouvelles dans cette direction.

INDEX BIBLIOGRAPHIQUE

MARC. — De la Folie considérée dans ses rapports avec les questions médico-judiciaires, 1840.

LASÈGUE. — Délire de persécution, 1852. (Archives de médecine.)

CASPER. — Traité pratique de médecine légale, 1858.

MOREL. — Traité des dégénérescences, 1857. — Traité des maladies mentales, 1860.

TRÉLAT. — La Folie lucide, 1861.

MARCÉ. — Traité des maladies mentales, 1862.

FALRET (J.-P.). — Traité des maladies mentales, 1864.

FALRET (J.). — De la Folie raisonnante ou folie morale, 1866.

VOISIN (A.). — Annales médico-psychologiques, janvier, 1866.

CAMPAGNE. — Traité de la manie raisonnante, 1868.

SOLBRIG. — Crime et Folie, 1867. — Echos des tribunaux, 11 février, 1866.

BEER.—Sur le délire quérulant, (Journ. gén. de Vienne 1869.)

LEGRAND DU SAULLE. — Le délire des Persécutions, 1871. — La Folie héréditaire, 1873.

FÜRST. — Correspondance médicale de Bavière, 1873, n° 3.

TARDIEU. — La Folie, 1872.

TAGUET. — Les aliénés persécuteurs, (Annales médico-psychologiques, 1876).

LASÈGUE et J. FALRET. — La Folie à deux, 1877.

SNELL. — Irrenfreund, 1876, n° 8.

BIGOT. — Des périodes raisonnantes de l'aliénation mentale, 1877.

BLANCHE. — Des homicides commis par les aliénés, 1878.

KRAFFT-EBING. — Irrenfreund, 1876. — Du Délire quérulant (Journal de Psychiatrie, 1878-1880).

BALL. — Leçons sur les maladies mentales, 1875-1880.

LIEBMANN. — Du Délire quérulant. Thèse, Iéna, 1876.

BROSIUS. — Journal hebdom. clinique de Berlin, 1876, n° 24.

ZIPPE. — Deux frères quérulants, (Vienne, Journal hebdom. de médecine XXVII, n°s 23, 24).

GARNIER (P.). — Des idées de grandeur dans le délire des persécutions. Th., Paris, 1877.

REGIS. La Folie à deux, 1880.

MOREAU (de Tours). — Des aberrations du sens génésique, Paris, 1880.

COTARD (J.). — Art. Folie, Dechambre, (Dic. encyclopédique des sciences médicales).

RITTI. — Traité clinique de la Folie à double forme, 1883.

CHARCOT et MAGNAN. — Inversion du sens génital (Arch. de Neurologie, 1882, t. IV).

BALL. — Les Frontières de la Folie, 1885. — La Folie à deux (l'Encéphale, 6e année, n° 2, 1886).

LASÈGUE. — Etudes médicales, 1885.

SAURY. — Etude clinique sur la Folie héréditaire. Paris, 1886.

LEGRAIN. — Du Délire chez les dégénérés. Paris, 1886.

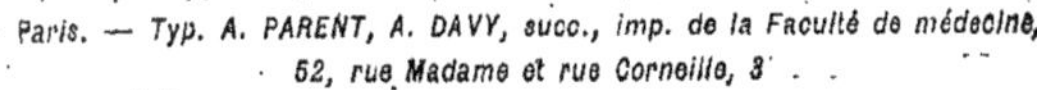
Paris. — Typ. A. PARENT, A. DAVY, succ., imp. de la Faculté de médecine,
52, rue Madame et rue Corneille, 3.

Paris. — Typ. A. PARENT, A. DAVY, succ., imp. de la Faculté de médecine, 52, rue Madame et rue Corneille, 3

www.ingramcontent.com/pod-product-compliance
Ingram Content Group UK Ltd.
Pitfield, Milton Keynes, MK11 3LW, UK
UKHW021106220726
13924UKWH00004B/1551